管理栄養士養成のための
栄養学教育モデル・コア・カリキュラム準拠

第6巻

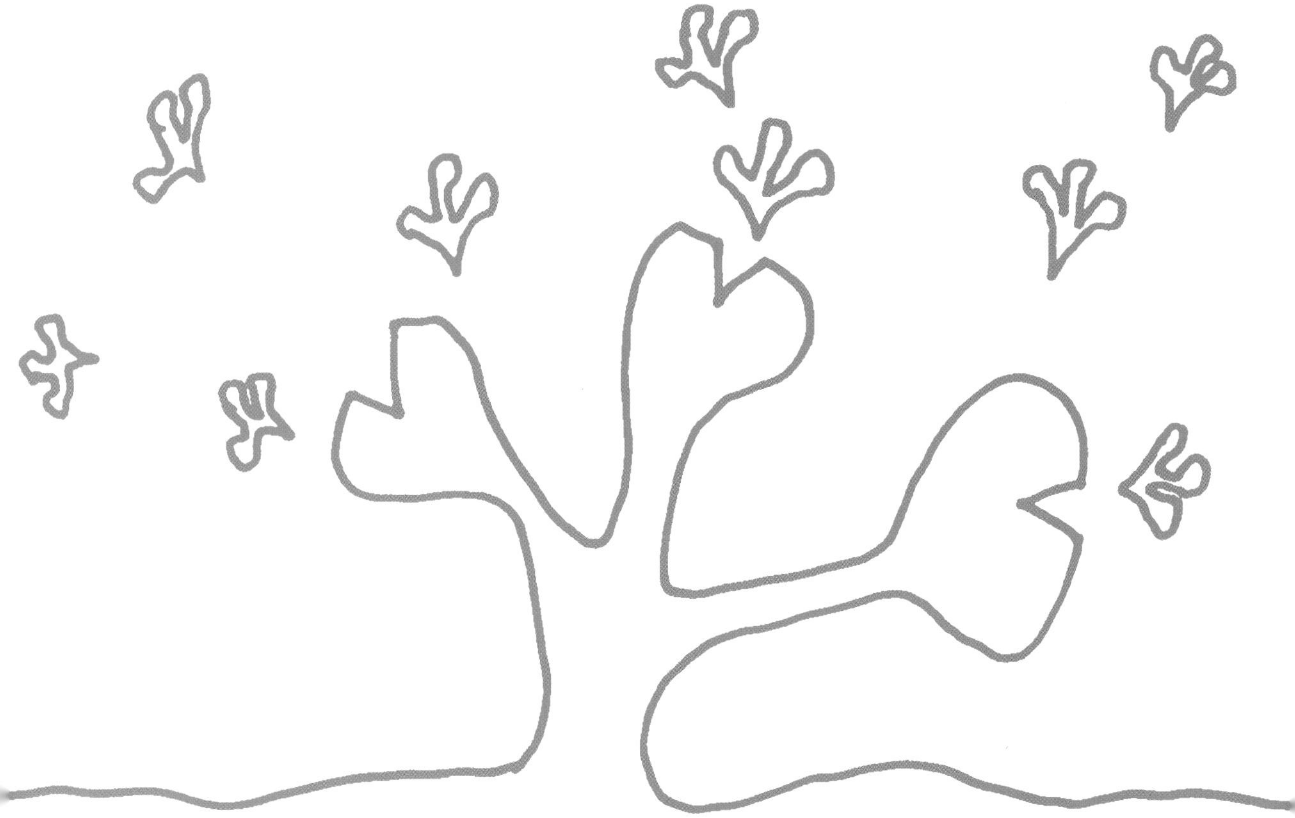

応用栄養学

ライフステージと
多様な環境に対応した栄養

JN003103

特定非営利活動法人 日本栄養改善学会　監修
南 久則・木戸康博　編

医歯薬出版株式会社

監修

特定非営利活動法人 日本栄養改善学会

編者一覧

南　久則 みなみ ひさのり　熊本県立大学環境共生学部 教授

木戸　康博 きど やすひろ　甲南女子大学医療栄養学部 教授

執筆者一覧

岡田　昌己 おかだ まさき　駒沢女子大学人間健康学部 講師

小倉　嘉夫 おぐら よしお　神戸女子大学家政学部 教授

笠岡（坪山）宜代 かさおか（つぼやま）のぶよ　国立研究開発法人 医薬基盤・健康・栄養研究所 国立健康・栄養研究所国際災害栄養研究室 室長

木戸　康博 前掲

小林三智子 こばやし みちこ　十文字学園女子大学人間生活学部 教授

須藤　紀子 すどう のりこ　お茶の水女子大学 基幹研究院自然科学系 教授

武部久美子 たけべ くみこ　名寄市立大学保健福祉学部 教授

多々納　浩 たたの ひろし　島根県立大学看護栄養学部 助教

真鍋　祐之 まなべ さちのぶ　元長崎国際大学健康管理学部 教授

山田　哲雄 やまだ てつお　関東学院大学栄養学部 教授

（五十音順）

This book is originally published in Japanese
under the title of :

KANRIEIYOSHIYOSEINOTAMENO EIYOGAKUKYOIKU MODERU KOA KARIKYURAMU JUNKYO
OYOEIYOGAKU

(Based on the Nutritional Science Education Model Core Curriculum for Training of Registered Dietitians-Applied Nutrition)

Editor :
The Japanese Society of Nutrition and Dietetics

© 2021 1st ed.

ISHIYAKU PUBLISHERS, INC.
7-10, Honkomagome 1 chome, Bunkyo-ku,
Tokyo 113-8612, Japan

特定非営利活動法人 日本栄養改善学会

管理栄養士養成のための
栄養学教育モデル・コア・カリキュラム準拠
教科書シリーズ発刊に寄せて

管理栄養士養成のための栄養学教育モデル・コア・カリキュラム

国民の健康問題や少子高齢化社会におけるさまざまな問題を改善できる高度な専門的知識および技能を有する管理栄養士の育成を目的とし，平成 12（2000）年に栄養士法の改正が行われました．一方，管理栄養士養成施設数は，平成 7（1995）年の約 30 校から平成 30（2018）年には 150 校ほどに急増し，毎年約 1 万人が管理栄養士国家試験に合格し，管理栄養士名簿に登録され，その教育の質の担保が重要となっています．

日本栄養改善学会では，教育課程は本来その専門職のコアカリキュラムに基づいて設定されるべきものという考え方から，学術団体として独自に「管理栄養士養成課程におけるモデルコアカリキュラム」の検討を行ってきました．その実績を踏まえ，厚生労働省から委託を受け，平成 30（2018）年度に「**管理栄養士・栄養士養成のための栄養学教育モデル・コア・カリキュラム**」を策定，公表しました．

本モデル・コア・カリキュラムでは，管理栄養士・栄養士に共通して期待される像を「栄養・食を通して，人々の健康と幸福に貢献する」としました．栄養学を学術的基盤とし，栄養・食を手段として，さまざまな人々の健康はもとより，より広義の well-being に寄与する専門職であることを，明瞭簡潔に表現したものです．

そして，期待される像を実現するモデル・コア・カリキュラムの全体的な構造を概念図（次頁）にしました．上部の A「管理栄養士・栄養士として求められる基本的な資質・能力」の達成に向けて，B を踏まえ，左側の C から右側の G や H へと，基礎的な学修内容から総合的，統合的な内容へと学修が発展します．また，基礎教養科目や各養成施設の教育理念に基づく独自の教育内容も位置づけています．

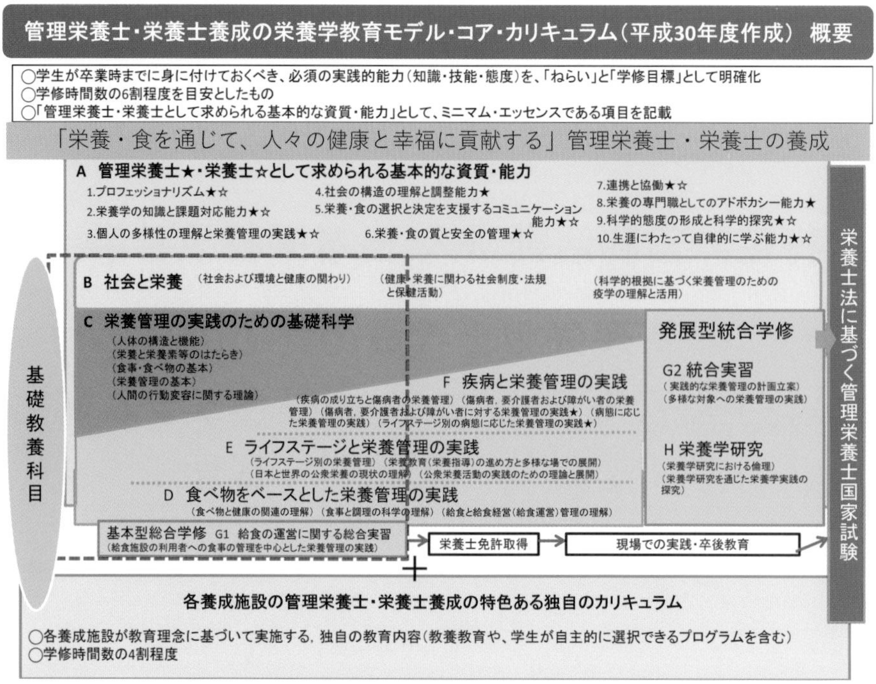

モデル・コア・カリキュラムの趣旨と活用

本モデル・コア・カリキュラムでは，管理栄養士養成における基礎教養分野を除く学修時間の3分の2程度で履修可能となるよう内容を精選しています．学生が卒業時までに身につけておくべき必須の実践能力について，具体的な学修目標をいわゆるコンピテンシーの獲得として記述しました．共通したモデル・コア・カリキュラムに基づく学修は，社会に対する管理栄養士の質保証に資するとともに，管理栄養士は何ができる専門職なのかを広く国民に対して提示することにもなります．

養成課程のカリキュラム構築は，各分野の人材養成に対する社会的要請や学問領域の特性等を踏まえつつ，各養成施設が建学の精神や独自の教育理念に基づいて自主的・自律的に行うべきものです．各養成施設がカリキュラムを編成するに当たっては，学修目標だけでなく，学修内容や教育方法，学修成果の評価のあり方等も重要な検討課題です．各養成施設においては，本モデル・コア・カリキュラムの学修目標を内包したうえで，特色ある独自のカリキュラムを構築されることを期待申し上げます．

新シリーズ編集の経緯・ねらい

日本栄養改善学会では2011年より，医歯薬出版株式会社との共同事業として，学会独自のモデル・コア・カリキュラムに基づく教科書シリーズを発行してまいりました．この度，新たに国として初めての「管理栄養士・栄養士養成のための栄養学教育モデル・コア・カリキュラム」の策定を受け，これまでのシリーズを全面刷新することにいたしました．

新シリーズは，厚生労働省の了解も得て，「管理栄養士養成のための栄養学教育モデル・コア・カリキュラム準拠」教科書シリーズと称することとなりました．各巻の編者は，モデル・コア・カリキュラム策定に深く携わった先生方にお引き受けいただき，栄養学教育および管理栄養士の職務に造詣の深い先生方にご執筆をお願いしました．

本モデル・コア・カリキュラムは，先述の概念図に示すように，科目の相互のつながりや学修内容の発展段階を踏んで上級学年へと進められるように構成されています．このため新シリーズは，国家試験の出題基準に沿った目次構成となっている従来の教科書とは異なり，管理栄養士養成課程での系統立った学修の流れを示し，各巻のつながりを意識した構成といたしました．学生が卒業後一人の管理栄養士として現場に出た際に，管理栄養士・栄養士の期待される像の実現を可能とできるように，構成や内容の充実を図っております．

読者に期待すること

管理栄養士養成課程で学ぶ皆さんは，卒業後は大きな社会の変革のなかで，課題解決力をもち，「栄養・食を通して，人々の健康と幸福に貢献する」管理栄養士となることが期待されます．栄養学およびその背景にある学問や科学・技術の進歩に伴う新たな知識や技能について，すべてを卒前教育で修得することは困難であり，卒業後も自律的に自己研鑽していくことが必要です．そのための基本的な能力を，本シリーズを通して培っていただければ，編者，執筆者一同，幸甚に思います．

2021年2月

村山伸子
特定非営利活動法人 日本栄養改善学会　理事長

武見ゆかり
特定非営利活動法人 日本栄養改善学会　前理事長

序

本書は，2012年に「管理栄養士養成課程におけるモデルコアカリキュラム」準拠教科書シリーズの第3巻として刊行されたものを「管理栄養士養成のための栄養学教育モデル・コア・カリキュラム」準拠シリーズの第6巻として再編集したものである．本書では，応用栄養学で扱う分野をPart 1の「ライフステージ栄養学」とPart 2の「運動・特殊環境と栄養」として最新の情報を取り入れて編集した．

Part 1の「ライフステージ栄養学」では，人間の生涯を胎児期，新生児期，乳児期，幼児期，学童期，思春期，成人期，更年期，高齢期のライフステージに分けて，ライフステージごとの生理的特徴，栄養問題の特徴，栄養アセスメントの重要なポイント，栄養素必要量の考え方，栄養ケア・マネジメント（栄養管理）の実践的な内容を記述することを心がけた．それぞれのライフステージは独立したものではなく，ライフステージ全体を一つの流れとして捉え，ライフステージごとの栄養管理の考え方を学ぶように心がけてほしい．

Part 2の「運動・特殊環境と栄養」では，身体活動・運動やストレス状態時の代謝適応と生理学的反応に基づき，栄養管理の基本的な考え方とその実践について編集した．また，高温・低温，高圧・低圧，無重力など生活環境が大きく変化しても私たちの体は新しい環境に順応することができる．これらの特殊環境条件下に置かれた時の解剖生理学や生化学・栄養学の知識を統合して，これら特殊環境下における栄養管理の基本的な考え方を理解し，それを実践してほしい．

本書が栄養専門職である管理栄養士に役立ち，管理栄養士養成のための栄養学教育に貢献することを期待したい．

最後に，本書出版に当たってお世話になった医歯薬出版編集部ならびに関係諸氏に心から感謝を申し上げる．

2021年3月

編者一同

Contents

Part 1
ライフステージ栄養学

Chapter 1 妊娠期，授乳期，新生児・乳児期の生理的特徴と栄養管理 3

Part

1

ライフステージ栄養学

人間の生涯は，胎児期，新生児期，乳児期，幼児期，学童期，思春期，成人期，更年期，高齢期とさまざまな段階を経て一生を終えることになり，この間，女性には妊娠・授乳期も加わる．これら各期はそれぞれ独立しているわけではなく，すべてがつながっている．ライフステージごとに異なる生理的変化が起こるため，栄養学的にも異なった対応や配慮，すなわち栄養管理が必要となる．

妊娠・授乳期は，胎児期，新生児・乳児期と重なる．母体と胎児，母体と新生児の生理的特徴と，この時期に見られる疾病予防や栄養状態改善に必要な栄養管理について学ぶことは，母子の健康維持・増進にきわめて重要である．特に，離乳の時期，その方法，さらに適切な離乳食の使用は，その後の生涯における食意識・食習慣を左右する重要な要素である．

成長期は，心身の発育・発達が盛んな時期である．この時期の生理的特徴と疾病予防や改善に必要な栄養管理を正しく理解するとともに，心身の健全な発育・発達，健康の維持・増進に大きく栄養学が関わっていることを学ぶことは重要である．

成人期，更年期，さらに高齢期では，加齢・老化に伴う身体機能の低下という生理的特徴と，これらの期に特徴的な疾病と栄養管理のための知識を学び，より健康で快適な生涯を過ごすための栄養学を理解する．

ライフステージはそれぞれ別のものではなく，全体を一つの流れとしてライフステージごとの生理的特徴や栄養管理を学ぶように心がけてほしい．

Chapter

1

妊娠期，授乳期，新生児・乳児期の生理的特徴と栄養管理

学習到達ポイント

妊娠期，授乳期，新生児・乳児期について，

- ●身体の特徴について説明できる．
- ●栄養評価に必要な評価法について説明できる．
- ●成長・健康保持に適した栄養補給法と栄養素等摂取量について説明できる．
- ●胎児および妊婦の健康に影響を及ぼす妊娠期の食生活習慣について説明できる．
- ●望ましい離乳の時期，離乳の方法，適切な離乳食について説明できる．
- ●特徴的な栄養管理について説明できる．
- ●特徴的な疾病の予防と改善のための栄養管理について概説できる．

妊娠・授乳期の栄養の目的は，妊娠，分娩，産褥期および授乳期における母子の健康を維持・増進させるために必要な栄養について理解し，その栄養管理を正しく実践することにある．そのためには，妊娠期の母体と胎児，授乳期の母体と新生児の生理的特徴と，この時期に特徴的な疾病の予防と改善のための栄養管理についての正しい知識を習得することが必要である．

新生児・乳児期の栄養の目的は，ライフステージのなかで心身の発育・発達がもっとも盛んな時期における新生児・乳児の成長と健康の維持・増進のために必要な栄養について理解し，その栄養管理を正しく実践することにある．そのためには，新生児・乳児の生理的特徴とこの時期に特徴的な疾病の予防と改善のための栄養管理について学ぶことが必要である．特に，望ましい離乳の時期，離乳の方法，適切な離乳食について正しい知識を習得する．

1．生理的特徴

1）妊娠期

妊娠期とは，受精卵が子宮内膜に定着（着床）することで妊娠が成立し，その後母体から胎児および胎児付属物が排出（分娩）されるまでの期間をいう．妊娠期間は，一般に受精日が不明なため，最終月経初日から起算した日数，週数で表し，280 日（40 週）である．

❶妊娠の成立・維持

a）性周期

性周期とは，視床下部－下垂体－卵巣系ホルモンのフィードバック機構により起こる平均28日周期の性機能変化であり，卵巣に見られる卵巣周期と子宮に見られる子宮周期の2つがある．

卵巣周期とは，以下の3期の周期的変化である（**図1-1**）．

卵胞期

下垂体前葉から分泌される性腺刺激ホルモン（ゴナドトロピン）である卵胞刺激ホルモン（follicle-stimulating hormone；FSH）の作用で卵母細胞（原始卵胞）が成熟卵胞（グラーフ卵胞）となる．

排卵期

卵巣周期中期（約14〜16日目）に成熟卵胞から卵胞ホルモン（エストロゲン）の分泌が始まり，その後一過性の急激な分泌増加が起こる．この増加が黄体化ホルモン（luteinizing hormone；LH）の急激な一過性の分泌増加を引き起こし，この時に排卵が起こる．

黄体期

排卵時に一過性で増加したLHの作用によって卵胞膜細胞が増殖肥大して成熟黄体を形成し，黄体ホルモン（プロゲステロン）とエストロゲンが分泌される．この分泌は，排卵後1週間ほどで最大となり，その後は減少する．この時期に受精がなければFSH，LHの分泌が減少して，黄体が白体となる．

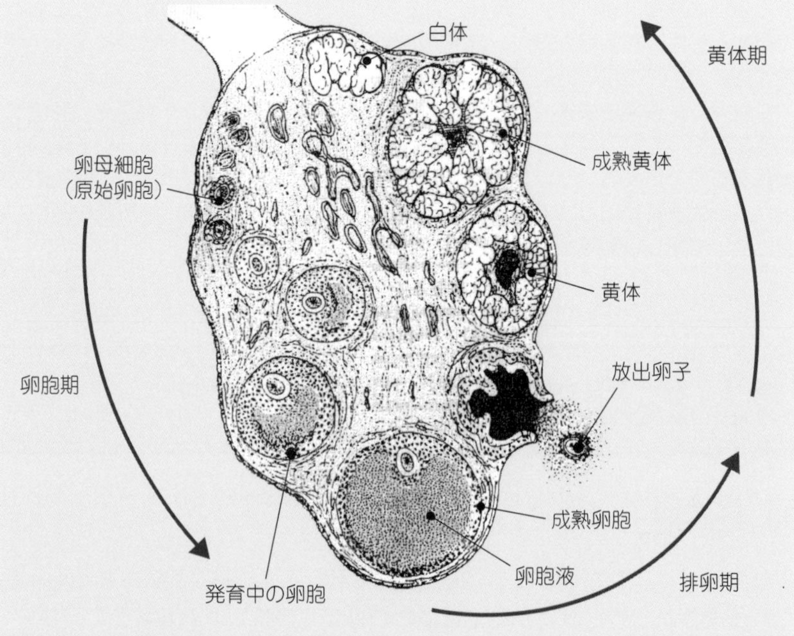

図1-1 ● 卵巣周期

〔B. J. メロニー著（高久史麿監訳）：メローニ図解医学辞典．p 352，南江堂，1981〕

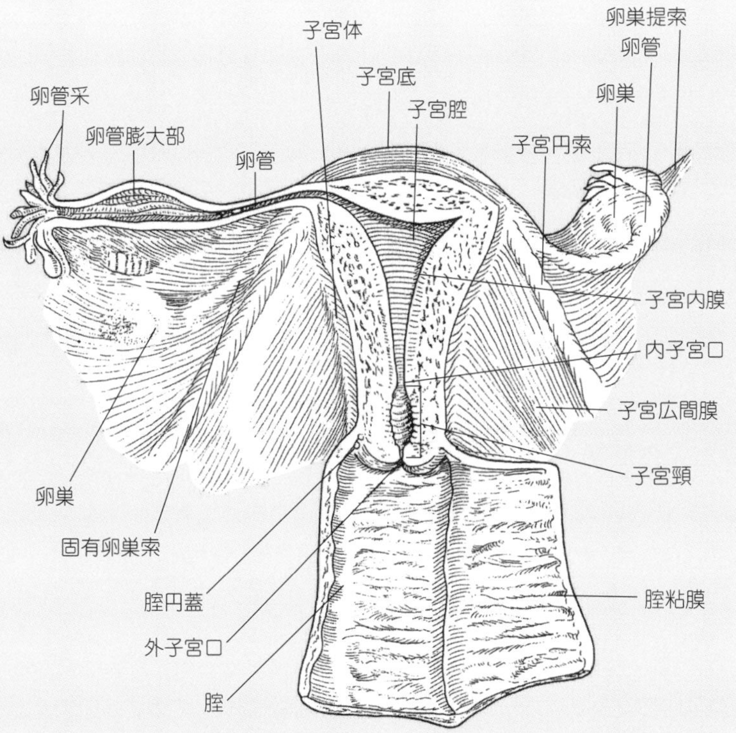

図 1-2 ● 子宮および付属物

（佐藤達夫，ほか：解剖生理学．p 187，医歯薬出版，1996）

子宮周期は，子宮粘膜（内膜）の周期的変化で，①機能層が剝脱する時に出血（月経）を伴う月経期，②月経終了から排卵までの約 10 日間にエストロゲンの作用で子宮粘膜層が増殖し肥厚する増殖期，さらに③プロゲステロン，エストロゲンが子宮粘膜に作用して膜上皮の粘液腺分泌が活発化する分泌期，の 3 期で構成され，これら一連の変化を月経周期という．

b）妊娠の成立

排卵により放出された卵子は，卵管采から卵管内に取り込まれ，卵管内の上皮細胞の線毛運動により子宮腔方向に運ばれる（**図 1-2**）．一方，成熟精子は，鞭毛運動により腟－子宮頸－子宮腔を経て卵管内に進入する．この精子が卵管膨大部で卵子と合体した場合を受精という．受精卵は，細胞分裂（卵割）を繰り返しながら，受精後 3～4 日で桑実胚の状態で子宮腔内に達する．さらに 3～4 日間で胞胚にまで成長して表面に栄養胚葉ができる．この細胞からたんぱく質分解酵素のトリプシンを分泌して，子宮粘膜上皮を融解し侵入して定着する．これを着床と呼び，この着床をもって妊娠が成立する．

c）妊娠の維持

着床した胞胚は，栄養胚葉から多数の絨毛が子宮粘膜内に侵入し，この絨毛組織と子宮粘膜の脱落膜組織により胎盤が形成される．胎盤は，母子間の栄養素，代謝産物などの物質交換やガス交換を行い，妊娠を維持する．

妊娠期間は，便宜的に最終の正常月経初日を 0 日（0 週 0 日）として 280

表 1-1 ● 妊娠期間の区分

<table>
<tr><th colspan="8">妊娠初期</th><th colspan="6">妊娠中期</th><th colspan="10">妊娠後期</th></tr>
<tr><td colspan="2">0〜3
（週）</td><td colspan="2">4〜7</td><td colspan="2">8〜11</td><td colspan="2">12〜13</td><td colspan="2">14〜19</td><td colspan="2">20〜23</td><td colspan="2">24〜27</td><td colspan="2">28〜31</td><td colspan="2">32〜35</td><td colspan="2">36〜39</td><td colspan="2">40〜43</td><td colspan="2">44〜</td></tr>
<tr><td colspan="6">早期流産
（12 週未満）</td><td colspan="5">後期流産
（12 週〜22 週未満）</td><td colspan="8">早　産
（22 週〜37 週未満）</td><td colspan="2">正期産
（37 週〜）</td><td colspan="3">過期産
（42 週〜）</td></tr>
<tr><td colspan="4">胎　芽</td><td colspan="20">胎　児</td></tr>
</table>

（日本産科婦人科学会．1997）

日（40 週）である．この期間は，妊娠初期（〜13 週 6 日），妊娠中期（14 週 0 日〜27 週 6 日），妊娠後期（28 週 0 日〜）に区分されている（**表 1-1**）．

❷胎児付属物

胎児付属物とは，胎盤，卵膜，臍帯，羊水の総称である．胎児分娩後に排出される．

a）胎盤

妊娠 15〜16 週ごろに構造・機能が完成し，胎児に酸素および栄養を供給し，母体側へ老廃物を運ぶ呼吸・栄養・排泄機能をもつ．また，絨毛上皮細胞は，エストロゲン，プロゲステロン，ヒト絨毛性ゴナドトロピン（human chorionic gonadotropin；hCG），ヒト胎盤性ラクトゲン（human placental lactogen；hPL）など，胎児の成長，妊娠の維持，乳腺の成長促進などに関係するホルモンを産生する内分泌機能をもつ．

b）卵膜

卵膜は，胎児および臍帯を羊水中に包み込む薄膜である．子宮側から脱落膜，絨毛膜，羊膜の 3 層により構成され，最内層の羊膜は羊水を分泌する．

c）臍帯

臍帯は，胎児の臍部と胎盤を結ぶ索状器官で，静脈血が流れる 2 本の臍帯動脈と動脈血が流れる 1 本の臍帯静脈で構成されており，表面は羊膜に覆われている．

d）羊水

羊水は，羊膜上皮細胞から分泌される無色透明の液体と，胎児尿や母体血液からの浸出液でできている．妊娠中は，胎児，胎盤などへの外部圧迫を緩和するとともに，胎児の自由運動を維持する．また分娩時には，産道の通過を容易にする．羊水量は妊娠の経過とともに変化し，妊娠 32〜33 週ごろに約 700 mL とピークになり，妊娠後期では約 500 mL となる．

❸胎児の成長

胎児の成長状況を知ることは，妊娠経過の把握に重要である．ヒトとしての形が形成されていない妊娠 8 週までを「胎芽」，ほぼヒトとしての形が形成される妊娠 8 週以降から出生までを「胎児」と呼ぶ（表 1-1）．胎芽期および胎児期初期は，器官分化が著しい時期であり，有害薬物，ウイルス感染，さらに放射線などの催奇形性因子[注]の影響を受けやすく，特に注意が必

催奇形性因子

母体を介して胎児の形態形成障害（奇形）を起こすことを「催奇（形）性」といい，これを起こさせるものを「催奇（形）性因子」という．サリドマイド，ワルファリンカリウムなどの薬剤，アルコール，たばこなどの環境化学物質，放射線などが知られている．

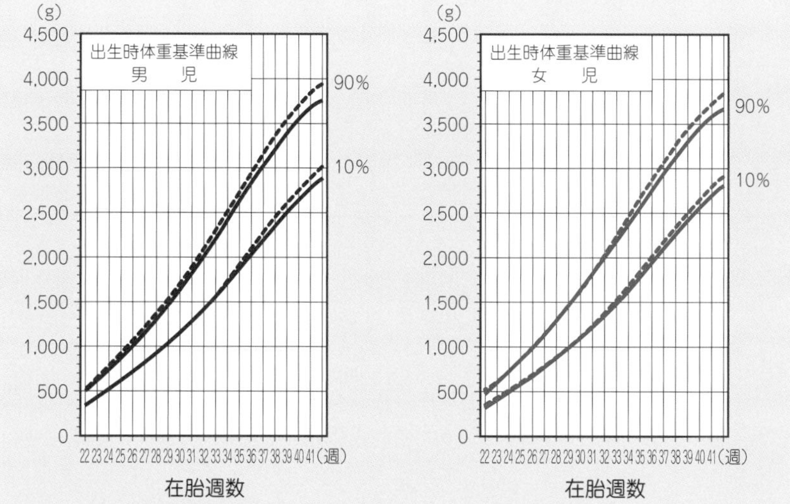

図 1-3 ● 胎児の発育
破線は経産婦，実線は初産婦．
（板橋家頭夫，ほか：日本小児科学会雑誌，114(8)：1271〜1293，2010）

要である．

妊娠初期には，各器官が形成される．さらに妊娠中期には，各器官が増殖・肥大し，同時にそれぞれの機能も成熟化が進んで胎児体重は急激に増加するが，妊娠後期の 37〜38 週には胎児の成長に伴って増加が緩やかになる（**図 1-3**）．

母体の低栄養，妊娠高血圧症候群（hypertensive disorders of pregnancy；HDP），さらに重症の貧血などは，胎児の成長を抑制・遅延させることがあり，この場合は子宮内胎児発育遅延（intrauterine growth retardation；IUGR）と診断される．

❹母体の生理的変化

妊娠期の母体では，全身および局所の変化が起こる．

a）体重の変化

妊娠の進行により体重は増加する．この増加は，胎児・胎盤・羊水重量の増加に加えて，母体への脂肪およびたんぱく質の蓄積，水分貯留による．正常正期産の場合，妊娠中の体重増加は 10〜13 kg となる．

最近では，妊娠高血圧症候群（HDP），切迫流早産，低出生体重児分娩，巨大児分娩などのリスクを軽減するために，「妊娠期の至適体重増加チャート」が設定されている（**表 1-2**）．

b）子宮の変化

受精卵着床後から子宮は肥大し，子宮壁も肥厚する．これは，子宮の筋線維や結合組織などの肥大・増殖による．妊娠後期には，子宮重量は非妊娠時（約 50 g）に比べて約 20 倍，容積は約 500 倍となる．

c）乳房の変化

妊娠に伴い，卵巣や胎盤からプロゲステロンやエストロゲンが分泌され，

子宮内胎児発育遅延

① normal small，② fetal hypoplasia（胎児発育不全），③ fetal malnutrition（胎児栄養失調）に分類される．①は，両親が小さいなどの遺伝的因子により，ただ小さいだけである．②は，妊娠初期の染色体異常，先天性代謝異常，ウイルス感染，有害薬物，放射線などの成長障害因子の影響による．比較的に身体の均衡は維持されている．③は，妊娠中期以降の成長が著しい時期の栄養供給障害により起こり，身長に対し体重が著しく少ないのが特徴である．容易に胎児仮死を起こし，胎児死亡となることもある．
②および③の IUGR 児は，正常児に比べて新生児期の身体発育や知能発達の面で影響が大きい．

表 1-2 ● 妊娠中の体重増加指導の目安＊1

妊娠前の体格	BMI	体重増加量指導の目安
低体重（やせ）	18.5 未満	12〜15 kg
普通体重	18.5 以上 25.0 未満	10〜13 kg
肥満（1 度）	25.0 以上 30.0 未満	7〜10 kg
肥満（2 度以上）	30.0 以上	個別対応（上限 5 kg までが目安）

＊1 「増加量を厳格に指導する根拠は必ずしも十分ではないと認識し，個人差を考慮したゆるやかな指導を心がける.」産婦人科診療ガイドライン産科編 2020 CQ 010 より
＊2 日本肥満学会の肥満度分類に準じた.

（日本産科婦人科学会．2021 より）

その作用によって乳腺の肥大・増殖が起こり，脂肪組織も増加する．乳腺機能は発達するが，妊娠中はエストロゲンの作用で乳腺のプロラクチン受容体が減少するため，下垂体前葉から分泌されるプロラクチン（prolactin；PL）の作用が抑制され，母乳分泌は起こらない．乳輪・乳頭部にはメラニン色素の沈着が起こり，暗褐色に変色する．

d）血液・循環器系の変化

妊娠 8 週を過ぎると，全血液量は急速に増加して 28〜35 週に最大 1,500 mL（非妊娠時の 35〜50％相当）増加する．血漿量は妊娠初期から増え続けて，24〜35 週には非妊娠時の 40〜50％増加する．一方，赤血球は 36 週ごろに最大増加（15〜20％）を示すが，血漿量に比べてその増加が少ないため，見かけ上は血液が希釈された状態となり，赤血球数，血色素量（hemoglobin；Hb），ヘマトクリット値（hematocrit；Ht）は低くなる．この生理的変化は妊娠中期に著しく，これを妊娠水血症あるいは妊娠性貧血（妊娠貧血）といい，妊娠後期にはほぼ回復する．また，妊娠中期・後期には血液凝固因子のフィブリノゲンが増加し，血小板（platelet；PLT）もわずかながら増加するので，血液凝固能が高まる．拡張期血圧は妊娠中期を中心に低下するが，収縮期血圧には大きな変化は見られない．

e）消化器系の変化

妊娠初期には妊婦の約 50％につわりが見られ，初産婦でより多く見られる．主な症状として，食欲不振，悪心，嘔吐，嗜好の変化，便秘などが現れるが，12〜16 週には自然消失する．さらに，これら症状が重症化して激しい嘔吐による脱水や栄養障害が起こり，より重篤化したものを妊娠悪阻という．また妊娠中期・後期になると，子宮の容積増加によって胃や腸が圧迫されて胃もたれや便秘も起こりやすい．

f）泌尿器系の変化

腎臓容積は増大し，腎血流量増加，糸球体濾過率上昇などの腎機能亢進が起こる．一方，妊娠の進行に伴い子宮増大や胎児の成長によって膀胱が圧迫されて，頻尿や尿失禁などが起こりやすい．

2）授乳期

授乳期とは，女性が妊娠・出産を経て非妊娠状態に回復し，母乳による授乳・哺育を行う時期である．なお，出産後 6〜8 週間を産褥期といい，肥大

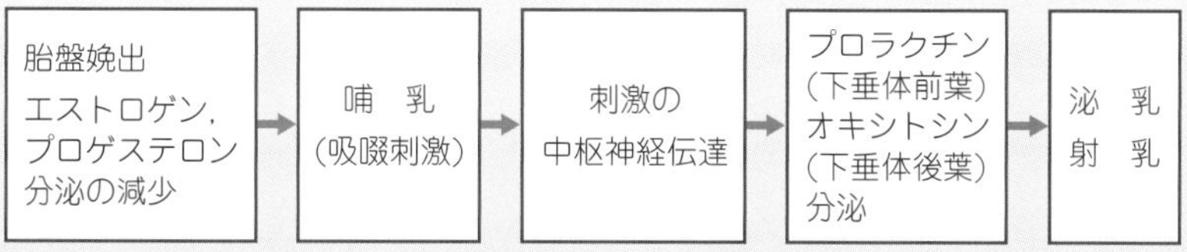

図 1-4 ● 乳汁分泌の開始・維持と内分泌機構

した子宮や血液性状など母体の全身および局所で起きた変化が非妊娠時の状態に回復する期間である．

❶乳汁分泌の機序

妊娠期間中，プロゲステロンとエストロゲンの作用により乳腺細胞におけるプロラクチン受容体発現が抑制され，その結果，乳汁分泌機能を抑制されていたプロラクチンが，分娩後は乳たんぱく質および乳糖合成を促進し，乳汁産生を促す（**図 1-4**）．さらに，乳児の吸啜《きゅうてつ》刺激が下垂体前葉からのプロラクチンと下垂体後葉からのオキシトシン（射乳ホルモン[注]）の分泌を促し，乳汁分泌量を増加させる．また，分泌されたオキシトシンは，子宮筋の収縮を促進し，子宮の回復（子宮復古）が進む．

新生児（乳児）への哺乳を続けることでプロラクチン分泌が維持され，その作用で乳汁分泌が維持される．乳汁分泌は，産後 7 日ごろまでに確立する．哺乳（授乳）がない場合，乳汁産生・分泌は減少あるいは停止する．

射乳ホルモン

オキシトシンは，平滑筋収縮作用により乳腺の筋線維収縮を刺激して乳汁分泌（射乳）を促進する．

❷初乳，成乳

母乳は，分泌される時期により成分と泌乳量が経日的に大きく変化し，その時期ごとに初乳，移行乳および成乳に区分されている．

a）初乳

分娩後から 3～5 日間分泌される乳汁を初乳といい，淡黄色を帯びた粘性のあるアルカリ性で濃厚な液体である．

b）移行乳

初乳から成乳に組成が変化する期間（分娩後 5～10 日目まで）に分泌される乳汁を移行乳といい，乳白色から白色で粘性がやや低下した液体である．

c）成乳

分娩後 10 日以降に分泌される乳汁を成乳という．色は白色で芳香とわずかな甘味もある．粘性は低い．

❸母乳成分・母乳量の変化

a）母乳成分

母乳は，児の成長に必要となる栄養素をほぼ十分に含んでいる（**表 1-3**）．

初乳

初乳は，たんぱく質をはじめ，感染防御因子，ミネラル類を多く含むが，乳糖や脂質の含量は少なく，成乳よりエネルギー量が少ない．なお，感染防御因子の代表的なものとして以下のものがある．

表 1-3 ● 母乳[*1]と牛乳[*2]の成分組成（100 mL 中）

		エネルギー (kcal)	たんぱく質 (g)	脂質 (g)	炭水化物 (g)	灰分 (g)	カルシウム (mg)	鉄 (mg)	ナトリウム (mg)	カリウム (mg)
母乳	初乳（～5 日）	66	2.1	3.2	7.1	0.31	29	0.05	34	74
	移行乳（5～10 日）	66	1.9	3.4	7.0	0.32	30	0.04	27	73
	成乳（10 日～）	68	1.3	3.8	7.2	0.23	29	0.04	16	55
牛乳		67	3.3	3.8	4.8	0.7	110	0.02	41	150

*1 井戸田 正，ほか：日本小児栄養消化器学会誌，5：145，1991
*2 文部科学省：日本食品標準成分表 2015 の普通牛乳に基づく

・免疫グロブリン…IgA，IgG，IgM などがあり，特に IgA は免疫グロブリン量の 80％以上を占め，たんぱく質分解酵素や pH の影響を受けにくく，腸管内の粘膜感染における局所免疫反応に重要である．
・リゾチーム…溶菌酵素の一種であり，グラム陽性菌の細胞壁成分を分解して死活化させる作用がある．
・ラクトフェリン…鉄イオン結合性の高い糖たんぱく質であり，細菌増殖に必要な鉄イオンと結合することで抗菌作用を示す．
・マクロファージ…初乳に含まれる白血球成分として多く含まれ，細菌に対する貪食作用をもっている．

これら感染防御因子は，新生児期の消化器・呼吸器の免疫機能発達に役立っている．

移行乳

たんぱく質・ミネラル類は減り，乳糖は増加するが，その組成は経日的に変化して成乳組成に移行する．

成乳

初乳に比べて乳糖，オリゴ糖，脂質含量が増えてエネルギー量も多くなり，その組成は安定する．

成乳中のたんぱく質含量は約 1.1～1.3％であり，牛乳に比べて約 1/3 程度であるが，その組成はラクトアルブミン，ラクトグロブリンが多く，さらにアミノ酸のタウリンを多く含み，カゼインは少ない．タウリンは，中枢神経発達に必要であることに加え，脂質の消化・吸収に関わる胆汁酸合成に関与する．

脂質は約 3.5％含まれ，n-3 系不飽和脂肪酸の α-リノレン酸やドコサヘキサエン酸（docosahexaenoic acid；DHA）が多い．そのほか，オレイン酸，リノール酸，パルミチン酸も含まれる．また，生後しばらく脂質消化酵素の膵リパーゼ活性が低い新生児期では，母乳に含まれる胆汁酸依存性リパーゼの作用により脂質の消化が促される．

乳糖は約 7％含まれ，母乳に含まれる糖質の大部分を占める．少量含まれるオリゴ糖は，腸内のビフィズス菌生育を促進する．

b）母乳量の変化

乳汁分泌は，分娩後すぐには新生児の必要量を満たせない．初乳の泌乳量は5～300 mL/日（平均15～20 mL/回），成乳は平均700～800 mL/日以上（1～2か月：120～150 mL/回，3～4か月：150～180 mL/回，5か月～：170～200 mL/回）と多く，ときに1,000 mL/日を超えることもあるが，離乳が開始される5，6か月ごろ以降は徐々に減少する．移行乳は約300～700 mL/日の範囲で経日的に増加する．なお，「日本人の食事摂取基準（2020年版）」では，平均の哺乳量を0.78 L/日としている．

授乳により乳腺内が空になるか，あるいは授乳後に人為的に搾り出して乳腺内を空にすることで，次の乳汁産生および泌乳を促進する．また，母親の十分な睡眠・休養の確保，周囲の理解・支援により生活リズムを整えることで乳汁産生を維持する．

3）新生児・乳児期

生後1歳未満の期間を乳児期という．このうち，出生後7日未満を早期新生児期，28日（4週）未満を新生児期としており，外界生活への適応能力の獲得期間である．なお，妊娠22週以降早期新生児期までを周産期という．

新生児は，出生体重が2,500 g以上，4,000 g未満を正期出生体重児という．出生体重が2,500 g未満の児を低出生体重児といい，低出生体重児のうち1,500 g未満を極低出生体重児，1,000 g未満を超低出生体重児という．また，在胎週数に比べて出生時の身長ならびに体重が一定の基準（10パーセンタイル）より小さく生まれた子どもをSGA児[注]（small-for-gestational age）という．

新生児・乳児期は，身体的・精神的な発育・発達がもっとも著しいことが特徴であり，この時期の栄養素供給の過不足がその後の発育・発達に影響する．

❶呼吸器系・循環器系の適応

a）呼吸器系

在胎18週には胎盤を介した呼吸運動が起こり，羊水が肺に出入りする．27～28週ごろには肺胞の機能は外界生活が可能な状態となる．分娩時に子宮収縮や胎盤の一部剝離などにより胎児への酸素供給が減少し，二酸化炭素の体内蓄積が起こる．また，産道を通る時に胸郭圧迫が起こり，肺・気道内を満たす羊水が排出される．娩出後，体内に蓄積した二酸化炭素による呼吸

SGA児

体重だけを指標としたLBW児（low birth weight infant）とは異なり，SGA児の多くは胎盤機能不全による胎児栄養失調を原因とした身体全体の発育障害であり，染色体異常，胎内感染症も原因となる．高率で低血糖を合併し，精神発達障害を示す例もある．約90％のSGA児は，2年以内に正常範囲の身長に発育する．

COLUMN

成人病胎児期発症説

デイヴィッド・バーカー教授（イギリス・サザンプトン大学医学部）が提唱した生活習慣病の第3の発症説で，「受精時，胎芽期，胎児期または乳幼児期に，低栄養または過栄養の環境にさらされると，遺伝素因が形成され，その後の負の生活習慣の負荷によって生活習慣病が発症する」という考え方である．

この説が出る以前，すでにイギリス心臓財団は，特殊な遺伝子多型が原因で，生活習慣病が発症する症例も存在するが，大部分は必ずしも説明できないことを指摘していた．現在では，「疾病および健康の素因は，人生のきわめて初期に形成される」というDOHaD（Developmental Origins of Health and Disease）説に発展している．

近年，わが国でも低出生体重児（出生体重2,500 g未満）の頻度は上昇しており，次世代の健康管理のうえでも，妊婦・胎児の栄養が重要になっている．

中枢刺激，さらに外界の寒冷刺激などによって肺胞が拡張し，新生児は第一呼吸（第一吸気→第一呼気）を行う．出生直後は不規則で浅い胸式呼吸であるが，その後数時間で呼吸数は安定する．新生児期から乳児期は，胸郭部断面がほぼ円形であり，横隔膜による腹式呼吸が中心となる．

b）循環器系

出生直後の第一呼吸により肺呼吸が開始され，その結果心臓と肺の血液循環が始まる．この時，左心房圧が右心房圧よりも高くなるために心房中隔にある卵円孔[注]が閉鎖される．卵円孔の機能的閉鎖は生後数分で完了するが，器質的閉鎖には8～10か月が必要である．

卵円孔

胎児期の心房中隔を貫く，右心房から左心房への血流路．

造血部は，胎児期の肝臓・脾臓・骨髄から新生児期以降は骨髄に限定される．出生直後の赤血球（500万～700万個/μL），ヘモグロビン（17～19 g/dL），ヘマトクリット値は成人に比べて高く，約1週間でやや減少する．白血球も出生直後は約18,000個/μLと高いが，1週間で約12,000個/μL程度に減少する．

これら呼吸器系および循環器系の適応により，体温調節，消化・吸収・排泄機能が備わりはじめる．

❷体水分量と生理的体重減少

新生児期の体水分率は約80%，乳児期では約70%であり，成人の50～60%と比較して高い．成熟児の場合は細胞内液量と細胞外液量はほぼ等しいが，早産児などでは細胞外液量の割合が高くなる．新生児・乳児期の体重あたりの体表面積は成人に比べて2～3倍大きく不感蒸泄《ふかんじょうせつ》[注]量が多いことや，濃縮力や濾過力などの腎機能が未熟なために，脱水症などの水分代謝の障害を起こしやすいので，十分な水分補給が必要である．

不感蒸泄

呼気に含まれる水分や体表面から気化する水分をさし，体温上昇あるいは高温環境下で増える．

生後2～4日をピークとして出生時体重の5～10%が失われる．この体重減少を生理的体重減少と呼び，細胞外液の損失，不感蒸泄量の増加，水分摂取の不足などにより起こる．授乳量の増加により10日程度で出生時体重に回復するが，低出生体重児の場合には，回復に2週間以上を要することもある．

❸腎機能の未熟性

腎機能は，妊娠10週ごろには機能しはじめるものの，新生児・乳児期では腎血流量，糸球体濾過率ともに低く，尿濃縮力は成人の約1/2程度である．したがって，同量の老廃物排泄には成人の2倍量の水分を必要とするために，脱水症になりやすい．

❹体温調節の未熟性

新生児・乳児期の体温は，成人より高く37℃前後のことが多い．しかし，体重あたりの体表面積が大きく，皮膚角質層が薄いために熱損失が多くなり，36℃以下の低体温になりやすい．

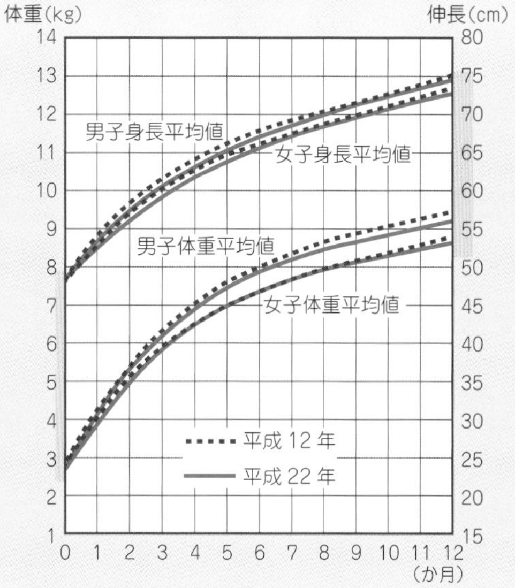

図 1-5 ● 乳児の身体発育曲線

(平成 23 年度厚生労働科学研究費補助金：乳幼児身長発育評価マニュアル. p. 10, 2012)

乳幼児身体発育曲線

乳幼児の身体発育や栄養状態の評価，医学的診断では，成人身長の年代間成長促進現象と思春期の成長促進現象が 2000 年までにほぼ終了したと考えられることから，2012 年度以降は「体格標準値」として 2000 年調査に基づく乳幼児身体発育曲線を適用．一方，母子手帳には「現況値」として 2010 年調査に基づく乳幼児身体発育曲線を掲載し，保健指導・栄養指導に利・活用．なお，両調査値にほとんど差なし．

❺新生児・乳児期の成長

a) 身長

出生時の身長は約 49 cm で，男児は女児よりやや大きい．生後 1〜2 か月で 6〜7 cm，5〜6 か月で 17〜18 cm の身長の伸びを示し，生後 1 年では 73〜74 cm と出生時の約 1.5 倍となる（**図 1-5**）．身長の伸びは，栄養状態や疾病の有無などの影響を受けにくい．

b) 体重

出生時の体重は約 3 kg あり，男児が女児よりやや重い．生理的体重減少により一時的に減少するが，生後 3 か月で約 2 倍，6 か月で約 2.5 倍と急激に増加し，その後少しずつ増加速度が緩やかになり，生後 1 年で約 3 倍（男児 9.5 kg，女児 8.9 kg）となる（図 1-5）．体重は栄養状態の影響を受けやすいので，その指標として用いられるほか，哺乳量の適否の指標としても用いられる．哺乳量の指標として 1 日体重増加量があり，0〜3 か月で 30 g/日，3〜6 か月で 20〜15 g/日，6〜9 か月で 9 g/日，9〜12 か月では 8 g/日とされている．

c) 頭囲・胸囲

頭囲

乳児期に起こる脳重量の増加や頭蓋骨成長により頭囲の増加は大きい．出生時の頭囲は平均 33 cm であるが，生後 6 か月で 42〜43 cm，生後 1 年では 45〜46 cm となり，成人の約 80% に達する．便宜上，同年齢平均値より 5 cm 以上小さい場合は小頭症[注]，大きい場合は種々の水頭症[注]が疑われる．

出生直後には，頭蓋に大泉門，小泉門などが開孔しているが，小泉門は生後 6 か月ごろまでに，大泉門も生後 1〜1.5 年で閉鎖する．

小頭症

頭囲が異常に小さい場合をさし，便宜上，10 歳までは同年齢平均値より 5 cm 以上小さいもの，10 歳以上では頭囲 48 cm 以下とされている．

水頭症

脳室内に脳脊髄液が異常に貯留し，髄液圧が高い状態をさす．脳室が拡大しても髄液圧が正常または低い場合を低圧水頭症と呼ぶ．最近，高齢者などで注目されている水頭症として正常圧水頭症がある．クモ膜下出血や髄膜炎などで生じ，精神症状（認知障害），尿失禁，歩行障害を三大症状としている．

胸囲

出生直後では約 32 cm と頭囲より小さいが，生後 2〜3 か月で頭囲とほぼ同じ（約 39〜40 cm）となり，2.5〜3 歳ごろからは胸郭形成に伴い胸囲のほうが少しずつ大きくなる．

❻摂食・消化管機能の発達

a）摂食機能

新生児は，探索《たんさく》反射[注]，捕捉《ほそく》反射[注]，吸啜《きゅうてつ》反射[注]，嚥下《えんげ》反射[注]などにより哺乳動作を行い，乳汁を摂取する．新生児期には吸啜力は弱いが，次第に吸啜－嚥下の運動が円滑になる．乳児期になると，吸啜反射から随意的哺乳（自立哺乳）に移行する．生後 5 か月前後からは少しずつ咀嚼運動も可能となり，6〜8 か月ごろに乳切歯の萌出が始まって，固形物の摂取に向けて機能が発達する．

b）消化管機能

口腔・食道・胃

新生児では，乳汁のみを摂取するので口腔内消化が行われないため，唾液分泌は少ない．α-アミラーゼ（プチアリン）含量も少なく，アミラーゼ活性も成人の 1/5 程度であるが，離乳食を開始して食物からでん粉を摂取するようになると，唾液分泌が急増するとともにアミラーゼ分泌も増える．

食道下部の括約筋機能は未熟であり，胃も垂直に位置し，かつ噴門括約筋が未熟なために溢乳《いつにゅう》[注]や吐乳[注]が起こりやすい．

胃液分泌量は少なく，塩酸，ペプシンなどの量も少ない．リパーゼ活性も低いために脂質の消化吸収は不十分である．しかし，母乳栄養児では，母乳がもつリパーゼ作用により乳脂肪の 90％以上が吸収される．乳汁中のたんぱく質は，塩酸や凝乳酵素のレンニンの作用により凝固し，カードを形成する．乳汁の胃滞留時間は，母乳では 2〜3 時間，牛乳で 3〜4 時間，粥では 5 時間以上である．

小腸・大腸

新生児・乳児の消化吸収の大部分が小腸で行われる．乳汁中の乳糖は小腸ラクターゼのはたらきにより分解される．なお低出生体重児では，ラクターゼ活性が低いために乳糖は分解されにくい．

大腸では，水分吸収と糞便形成が行われる．腸内細菌叢は，母乳栄養児ではビフィズス菌優位，人工栄養児では大腸菌の割合が増加する．

膵臓

膵液分泌は，出生後 3〜4 か月ごろから増加する．膵リパーゼ，トリプシンなどの酵素含量も増加する．新生児期には膵アミラーゼ量は少ないが，離乳食の開始に伴って分泌量は増加する．

探索反射

原始反射の一つで，空腹新生児に乳房が触れるとその方向に顔を向け，口を開いて口唇をとがらせて乳首を捉えようとする反射．

捕捉反射

原始反射の一つで，口唇・口蓋に刺激が加わると，上下の口唇を丸めて突き出して乳首をくわえる反射．

吸啜反射

乳首をくわえた後，引き続き吸う運動が起こる原始反射の一つで，哺乳に欠かせない反射．

嚥下反射

乳汁や食物などを飲み込む際に，気道部が閉鎖されて食塊の流入を防ぐ反射．

溢乳

哺乳時に乳汁とともに飲み込んだ空気を自然に吐き出す現象（初期嘔吐）と同時に，一緒に少量の乳汁を嘔吐する現象．

吐乳

哺乳時間に関係なく大量かつ激しく吐く状態をいい，溢乳と区別される．成人の嘔吐と同じく嘔吐中枢を介する反射で，腹壁筋の収縮が原因．

2. 栄養評価

妊娠期および授乳期の食生活は，本人に加えて，児のライフステージのもっとも初期段階での栄養状態を形づくるものとして重要である．ライフステージの初期においては，胎内での栄養状態や，母乳からの各種栄養素の摂取も含めた乳児期の栄養状態，成長期における栄養状態について，特段の配慮をする必要がある．特に近年，胎児期の栄養が，児の成人後の健康状態に影響を及ぼす可能性を示唆する報告もあり（p 11，コラム参照），妊娠前の栄養状態や妊娠中の適正な体重増加量を考慮に入れた栄養管理が必要である．また，授乳期は母体体重が徐々に減少するとともに，栄養素の必要量が増大する．

1）妊娠期

❶身体計測

母体の妊娠中の体重増加量が出生時体重に影響するという報告は数多くある．体格区分が「ふつう」の妊婦で 2,500～4,000 g の児を出産した場合であっても，体重増加量の個人差が大きい．わが国の妊婦における体重増加量は，おおむね 9～12 kg の範囲にあり，推奨体重増加量は 11 kg（体格区分が「ふつう」の妊婦における妊娠 40 週時点の 50～75 パーセンタイルに相当する 10～12.5 kg の中間値）を基準としている（表 1-2）．母体の体重管理は，適正な胎児の成長だけでなく，妊娠高血圧症候群（HDP），妊娠貧血，妊娠糖尿病の発症防止などに重要である．

身長は，骨盤の大きさと相関する．また，腹囲と子宮底長なども計測する．

❷臨床検査

電解質・酸塩基平衡[注]の異常，HDP，妊娠貧血，妊娠糖尿病などと関連する指標を評価する．

電解質異常では，嘔吐により血清カリウムとクロール濃度が低下する．また，妊娠悪阻では，糖質の摂取不足により糖質代謝異常が生じ，血中および尿中ケトン体[注]が増加する．HDP や妊娠糖尿病では，血圧，随時尿のたんぱくと糖を測定する．HDP でなければ，妊娠による循環血液量，心拍出量の増加に伴う血圧上昇要因を細動脈の弛緩などによる末梢血管抵抗の減少により相殺し，血圧に大きな変動はない．尿糖が連続して出現する場合には，空腹時の尿糖および血糖を測定する．妊娠貧血では，妊娠により血液量増加を上回る血漿量の増加，貯蔵鉄の減少が生じる．妊娠貧血関連指標として，赤血球数，ヘモグロビン濃度，ヘマトクリット値，血清トランスフェリン[注]濃度を測定する．

妊娠後期には，総コレステロール濃度，HDL-コレステロール濃度，トリアシルグリセロール濃度が増加する．

❸臨床診査

年齢，既往歴，妊娠・出産・分娩歴，喫煙，飲酒，服薬，労働環境などを聞き取る．

電解質平衡

個々の電解質（ナトリウムやカリウムなど）の摂取と排泄のバランスのこと．

酸塩基平衡

体液中の酸と塩基のバランスのこと．体液の pH は 7.40 ± 0.05 に保たれている．

ケトン体

アセトン，アセト酢酸，β-ヒドロキシ酪酸の総称．アミノ酸や脂肪酸が肝臓で不完全に酸化された時に生じる．

血清トランスフェリン

血液中の鉄を輸送するたんぱく質．

年齢は，胎児の異常（子宮内胎児発育障害，流・早産，先天性代謝異常など）や妊娠期の疾患（電解質・酸塩基平衡の異常，HDP，妊娠貧血，妊娠糖尿病など）と関わる．10 歳代の妊娠では，低出生体重児や妊娠期の管理不足をきたしやすい．また，35 歳以上の高齢妊娠では，HDP，妊娠貧血，妊娠糖尿病，流・早産，先天性代謝異常などが増加する．

既往歴として，心疾患，腎疾患，呼吸器疾患，糖尿病，高血圧症，甲状腺疾患，肝疾患，感染症，薬物や食物アレルギーなどは，妊娠，分娩，児の発育・発達に影響する．妊娠・出産・分娩の既往歴は，現在の妊娠，分娩および産褥に影響する．喫煙・飲酒は，低出生体重児，胎児性アルコール症候群[注]の発症に関わる．服薬は，胎盤を通過して胎児へ移行する薬物もあるので，種類や量を評価する．就労している妊婦では，労働環境によって異常の発生頻度が異なるため，労働時間，労働内容，労働形態，通勤状況などを評価する．

胎児性アルコール症候群

妊娠中の母親の習慣的なアルコール摂取によって生じる．発達障害，行動障害，学習障害が見られる．

❹食事調査

妊娠初期は，味覚の変化，悪心，嘔吐，食欲不振などで食事摂取量が低下する．この時期は，食べられるものを食べたい時に摂取するようにする．

妊娠中期になると，つわりの症状は自然に消失し，食欲も出てくる．摂取量を確認し，規則正しい生活指導をする．

妊娠後期には，胎児が急速に大きくなり，そのため必要な栄養素量も増加する．十分な栄養素の摂取量を確認するために食事調査を行う．特に，良質の動物性たんぱく質，鉄，カルシウム，ビタミンの摂取量を評価する．

❺食事摂取基準

「日本人の食事摂取基準（2020 年版）」において，妊婦の食事摂取基準は，非妊娠時の健康の維持に必要な量に加え，妊娠によって増加した必要量が付加量として示されている．詳しくは第 4 巻の巻末資料を参照のこと．

妊婦では，胎児および母体側の生理学的要求量の変化などを踏まえて，妊娠期間を妊娠初期（〜13 週 6 日），妊娠中期（14 週 0 日〜27 週 6 日）および妊娠後期（28 週 0 日〜）の 3 区分に分けて付加量が示されている．

妊娠中のエネルギーおよびたんぱく質の付加量は，健康な「ふつう」体型の妊婦が適度の身体活動を行い，かつ良好な妊娠および分娩（健康な適正体重の正期産児）を得るための必要量を満たすものである．そのためには，①適正体重の正期産児，②健康な「ふつう」体型の妊婦における適正な体重増加量，③上記①および②を得た場合の，組織内のたんぱく質および脂質の蓄積量について理解する必要がある．近年，若年女性において低栄養を示唆する「やせ」の割合が増加傾向にあるが，食事摂取基準は健康な「ふつう」の女性が基準であることを念頭におく必要がある．「やせ」あるいは「肥満」であった女性については，個別的な対応が必要である．なお，付加量は妊婦の最終体重増加量 11 kg に対応するように補正して算出されている．

各妊娠期における妊婦の付加量は，

妊婦の付加量＝妊娠による変化量＋蓄積量

として求められる．エネルギー付加量は，妊娠初期 50 kcal/日，妊娠中期 250 kcal/日，妊娠後期 450 kcal/日と算出されている．

妊娠初期は，つわりなどで食欲が減退したり，妊娠に伴う身体活動量の変化が個人によって大きかったり，体重変化の個人差も大きいことなどから，対象者の身体状況に応じて付加量を適用することが望ましい．

耐容上限量については，妊婦においては付加量として示しているために，提示されていない．しかし，このことは摂取量の上限を配慮しなくてもよいということではなく，非妊娠女性の値に準じた対応が必要と考えられる．ヨウ素やビタミンCなどの一部の栄養素については，加工食品や食品添加物などを通じて大量摂取につながるおそれもある．

2）授乳期

❶身体計測

授乳開始期（産褥期）には，分娩により胎児，羊水，胎盤，臍帯が娩出されるとともに母体の出血，排便，排尿，不感蒸泄などが加わって体重が減少する．非妊娠時の体重に戻る過程で1か月に1〜2回体重を計測し，体重管理を行う．

❷臨床検査

妊娠中に増加していた全血液量は，分娩時の出血と水分摂取不足，内性器の復古によって減少する．授乳期には貧血が見られる．授乳期の貧血は，年齢・経産回数，分娩時出血量，妊娠前および妊娠中の貧血の程度によって影響を受ける．

❸臨床診査

年齢，家族構成，授乳歴，能動・受動喫煙，飲酒，カフェイン摂取，服薬，乳房の状態を調べる．乳房の状態では，乳汁のうっ滞，乳房の疼痛・熱感，発熱など乳腺炎に注意する．また，乳腺の発育不全，乳管閉鎖，乳頭陥没・扁平などによる母乳分泌不足を調べる．

❹食事調査

初産婦では分娩に15時間以上かかることもあるので，摂取可能な時に妊婦が好む軽食と飲み物をとらせる．産褥直後は，分娩の疲労があるが，食欲があれば易消化性の栄養価の高い食べ物をとらせる．体力回復と授乳のために，十分な栄養素摂取が必要である．特に，良質の動物性たんぱく質，鉄，カルシウム，ビタミンの摂取量を評価する．

❺食事摂取基準

授乳期の食事摂取基準は第4巻の巻末資料を参照のこと．

授乳期は妊娠中の体重増加が徐々に減少するとともに，泌乳による損失から栄養素の必要量が増大している．したがって，妊娠中の体重増加の減少分と，泌乳に伴う付加量を考慮する必要がある．出産後の体重減少だけをめざすのではなく，母体の健康と乳児の成長に必要な母乳分泌を得られるような食生活をめざすことが望ましい．

授乳婦の付加量は，

授乳婦の付加量＝母乳の泌乳量×母乳中の量×母乳への変換効率
－妊娠中の体重増加の減少分

として求められる．授乳婦のエネルギー付加量は 350 kcal/日，たんぱく質付加量は 20 g/日（推奨量）と算出されている．

泌乳量は，分娩直後は少量であるが，出産後数日で増加し，3 か月ごろにもっとも多くなる．しかし，乳児の離乳が開始される生後 6 か月ごろまでの 1 日の泌乳量は，全期間を通じて 0.78 L として付加量を策定している．また，乳汁中のエネルギーと栄養素量についても，この間の平均母乳中濃度を付加量の算出に採用している．

3）新生児・乳児期

❶身体計測

正期産児は，生後 3～5 日目に生理的体重減少によって，出生時体重の 3～10％前後体重が減少する．

新生児期は，特に成長が著しいので，週に 1 回は身長と体重を計測する．乳児期は，月齢ごとに身長，体重，胸囲，頭囲を計測して，乳幼児身体発育曲線（発育曲線）と比較して評価する（図 1-5）．この発育曲線を簡略化したものが母子健康手帳にも掲載されているので，これらを用いて乳児の成長を評価する．

この発育曲線は，肥満ややせ，成長ホルモン分泌不全性低身長などの成長異常を発見するのに役に立つ．児の測定値が 3 パーセンタイル未満，97 パーセンタイル以上の場合には，専門医に相談する．10 パーセンタイル未満，90 パーセンタイル以上の場合には，その後の成長を経過観察する．成長の遅れがある場合には，栄養評価だけでなく，基礎疾患の有無を調べる必要がある．

小さく生まれた子ども（SGA 児）は，将来の生活習慣病発症のリスクが高くなるという成人病胎児期発症説（バーカー説）で注目されている．SGA 児は内臓脂肪が蓄積されやすく，インスリンの基礎分泌も多い．したがって，SGA 児は生活習慣病発症のハイリスク群として経過観察する必要がある．

❷臨床検査

血清たんぱく質，血清脂質，ヘモグロビン濃度，ヘマトクリット値，尿たんぱく，尿糖，先天性代謝異常に関するマス・スクリーニングが行われる．近年は，たんぱく質やビタミンの不足による明らかな欠乏症状は減少しているが，軽度の潜在的欠乏症は依然として認められる．低出生体重児における貧血や静脈栄養時における微量元素（亜鉛，銅など）の欠乏症を早期に発見

表 1-4 ● 成熟徴候

成熟徴候	チェック
1. 皮下脂肪の発育が良好である	
2. 皮膚は弾力性があり，しわがない	
3. うぶ毛が肩甲部，背部，上腕などにのみ残っている	
4. 鼻および耳介の軟骨を明瞭に触れることができる	
5. 爪が指頭を超えている	
6. 足底のしわが多い	
7. 頭髪の長さが 2 cm 以上である	
8. 元気よく泣く	

表 1-5 ● 乳汁中の栄養素含有量に影響する因子

乳汁中の栄養素含有量に影響する因子	栄養素
授乳婦の摂取状況	脂質，ビタミン A，ビタミン E，ビタミン K，ビタミン B_1，ビタミン B_2，ナイアシン，ビタミン B_6，パントテン酸，ビオチン，ビタミン C，マンガン，ヨウ素，セレン
授乳婦の体内貯蔵量	脂質，ビタミン D，葉酸
授乳婦の摂取状況および体内貯蔵量にかかわらず一定	たんぱく質，ビタミン B_{12}，ナトリウム，カリウム，カルシウム，マグネシウム，リン，鉄，亜鉛，銅，クロム
不　明	モリブデン

するためには，生化学的検査が必要である．

❸臨床診査

健康な乳児は，体重の増加など順調な成長を示し，運動は活発で，機嫌よく，体温，食欲，便通も正しく，十分に眠り，皮膚には弾力や潤いがある．正期産児の成熟徴候を**表 1-4** に示した．これらの有無を観察して成熟過程であることを確認する．

❹食事調査

母乳栄養児では，哺乳量をはかるとともに母親の食生活状況も調査することが望ましい．乳汁中の栄養素含有量に影響する因子を**表 1-5** に示した．母親の摂取量により影響を受ける栄養素は，脂質，ビタミン A，ビタミン E，ビタミン K，ビタミン B_1，ビタミン B_2，ナイアシン，ビタミン B_6，パントテン酸，ビオチン，ビタミン C，マンガン，ヨウ素，セレンである．また，母親の体内貯蔵量により影響を受ける栄養素は，脂質，ビタミン D，葉酸である．

❺食事摂取基準

乳児期の食事摂取基準は第 4 巻の巻末資料を参照のこと．

「日本人の食事摂取基準（2020 年版）」においては，1 歳未満の月齢区分を 0〜5 か月，6〜8 か月，9〜11 か月の 3 区分に分け，値を示した（**表 1-6**）．これらの数値は，日本小児内分泌学会・日本成長学会合同標準値委員会によ

表 1-6 ● 乳児における参照体位（3 区分として示した場合）

性 別	男 児		女 児	
月 齢	身 長 (cm)	体 重 (kg)	身 長 (cm)	体 重 (kg)
0～ 5（月）	61.5	6.3	60.1	5.9
6～ 8（月）	69.8	8.4	68.3	7.8
9～11（月）	73.2	9.1	71.9	8.4

〔厚生労働省：日本人の食事摂取基準（2020 年版）．2019〕

表 1-7 ● 乳児における参照体位（2 区分として示した場合）

性 別	男 児		女 児	
月 齢	身 長 (cm)	体 重 (kg)	身 長 (cm)	体 重 (kg)
0～ 5（月）	61.5	6.3	60.1	5.9
6～11（月）	71.6	8.8	70.2	8.1

〔日本人の食事摂取基準（2020 年版）．2019〕

る小児の体格評価に用いる身長，体重の標準値を基に，年齢区分に応じて，当該月齢ならびに年齢段階の中央時点における中央値を引用したものである．

各栄養素等の食事摂取基準の値については，「出生後 6 か月未満（0～5 か月）」と「6 か月以上 1 歳未満（6～11 か月）」の 2 つに区分することとし，特に成長に合わせてより詳細な区分設定が必要と考えられたエネルギーとたんぱく質については，「出生後 6 か月未満（0～5 か月）」および「6 か月以上 9 か月未満（6～8 か月）」，「9 か月以上 1 歳未満（9～11 か月）」の 3 つの区分で表した．1 歳未満の月齢区分を 2 区分とした場合の参照体位は**表 1-7** に示すとおりである．

乳児期においては，推定平均必要量や推奨量を決定するための実験はできない．そこで，健康な乳児が摂取する母乳の質と量は乳児の栄養状態にとって望ましいものと考えられることから，母乳栄養の場合を想定した数値が示されている．乳児における食事摂取基準は，目安量を算定するものとし，具体的には，母乳中の栄養素濃度と健康な乳児の哺乳量の積としている．離乳期においては，種々の食品の摂取が始められ，エネルギーや各栄養素の摂取量の個人差も大きくなり，離乳食の円滑な導入および進行も含めて，十分な栄養・食生活上の配慮が必要となる時期である．乳児期における目安量は，次式によって算出することができる．

乳児期における目安量＝乳児の哺乳量×母乳中の栄養素濃度
＋離乳食中の栄養素量

基本的に，目安量は，健康な乳児が順調に発育・発達していると考えられる集団における摂取量に基づいて設定されている指標である．乳児期の栄養評価と栄養管理計画のなかで重要なことは，平成 12 年乳幼児身体発育曲線などに当てはめ，身体発育を継続的にモニタリングしていくということである．また，人工栄養，あるいは混合栄養の場合，現在わが国で市販されている人工乳は，日本人の母乳組成や各栄養素の吸収率などが考慮されて製造さ

表 1-8 ● 食事摂取基準策定の参照データ一覧：各栄養素の母乳１L 中濃度および離乳食からの摂取量

栄養素			母乳中濃度			離乳食からの摂取量	
			0～5 か月	6～8 か月	9～11 か月	6～8 か月	9～11 か月
たんぱく質（g）			12.6	10.6	9.2	6.1	17.9
脂　質	脂質（g）		35.6[1]	—	—	—	—
	脂肪エネルギー比率（%）		48.5	—	—	—	—
	n-6 系脂肪酸（g）		5.16	—	—	—	—
	n-3 系脂肪酸（g）		1.16	—	—	—	—
炭水化物	炭水化物		—	—	—	—	—
	食物繊維		—	—	—	—	—
ビタミン	脂溶性	ビタミン A（μgRAE）	411	—	—	—	—
		ビタミン D（μg）	(3.0 0.6)[2]	—	—	—	—
		ビタミン E（mg）	3.5～4.0	—	—	—	—
		ビタミン K（μg）	5.17	—	—	—	—
	水溶性	ビタミン B_1（mg）	0.13	—	—	—	—
		ビタミン B_2（mg）	0.40	—	—	—	—
		ナイアシン（mg）	2.0	—	—	—	—
		ビタミン B_6（mg）	0.25	—	—	—	—
		ビタミン B_{12}（μg）	0.45	—	—	—	—
		葉酸（μg）	54	—	—	—	—
		パントテン酸（mg）	5.0	—	—	—	—
		ビオチン（μg）	5	—	—	—	—
		ビタミン C（mg）	50	—	—	—	—
ミネラル	多　量	ナトリウム（mg）	135	135		487	
		カリウム（mg）	470	470		492	
		カルシウム（mg）	250	250		128	
		マグネシウム（mg）	27	27		46	
		リン（mg）	150	150		183	
	微　量	鉄（mg）	0.35	—	—	—	—
		亜鉛（mg）	2.01	—	—	—	—
		銅（mg）	0.35	—	—	—	—
		マンガン（μg）	11	—	—	—	—
		ヨウ素（μg）	(189)*	—	—	—	—
		セレン（μg）	17	—	—	—	—
		クロム（μg）	1.00	—	—	—	—
		モリブデン（μg）	3.0	—	—	—	—

1 採用された母乳中濃度（3.5 g/100 g）より，比重 1.017 で算出.
2 （ ）内数値は，目安量算定に用いていない.

〔日本人の食事摂取基準（2020 年版）. 2019〕

れていることから，特定の栄養素の欠乏が起こりやすいということは考えにくい．したがって，母乳栄養の場合を想定した目安量を参照しながら，平成12 年乳幼児身体発育曲線（図 1-5）などを活用し，乳児期の栄養評価や栄養管理を総合的に考えていくことが重要である．

耐容上限量については，乳児期を通じて，必要な根拠データがないことから，設定されていない栄養素が多い．しかし，このことは摂取量の上限を配慮しなくてもよいということではなく，特に，栄養機能食品をはじめ，特定の栄養素が強化された食品の選択や摂取に当たっては，成人以上に慎重であるべきである．

a）乳児期の哺乳量

「日本人の食事摂取基準（2020年版）」では，離乳開始前（15日目～5か月）では，母乳の摂取量がほぼ一定していることから，哺乳量を0.78 L/日としている．また，離乳開始後（6～8か月，9～11か月）の期間については，それぞれ0.6 L/日，0.45 L/日を哺乳量としている．なお，6～11か月を1つの区分とした場合には，6～8か月，9～11か月の哺乳量の平均値である0.53 L/日としている．

b）母乳中の栄養素濃度

日本人の母乳中の各栄養素の含量についての報告は，古いものを含めて比較的多くある．ただし，母乳のサンプリングのバイアス，測定データのばらつき，測定方法や精度の問題などがある．そのため，栄養素ごとに検討して，より適当と考えられる母乳中の濃度を採用している（**表1-8**）．

c）離乳食の摂取量

離乳期における各栄養素摂取量を報告したデータは少ない．離乳開始後（6～8か月，9～11か月，または6～11か月）のエネルギー，たんぱく質，そのほか栄養素の摂取量は，それぞれの年齢区分において，母乳（0.6 L/日，0.45 L/日，または0.53 L/日）からの栄養素摂取量および離乳食からの摂取量を算出し，目安量設定のための参考データとしている（表1-8）．

3. 授乳・離乳の支援ガイド

厚生労働省の「授乳・離乳の支援ガイド」（2019年）の基本的考え方は，授乳・離乳の支援を通して，① 母子の健康維持と親子の健やかな関係形成，② 乳汁・離乳食など「もの」に限らず，一人ひとりの子どもの発育・発達の尊重，③ 関係する保健医療従事者における基本的事項の共有化，④ この支援がより多くの場で展開されること，をねらいとして保健医療従事者向けに策定されたものである．これまでの「管理」「指導」型から，「支援」型による継続的で一貫した育児支援の視点を重視した前回策定時の考え方に加え，近年の科学的知見の集積，育児環境や就業状況の変化，母子保健施策の充実など，社会環境の変化も考慮して検証している．

1）授乳の支援

❶授乳の現状

厚生労働省の「平成27年度乳幼児栄養調査」（2015年）によれば，2005年に比べて，生後1か月以降での母乳栄養の割合が，母乳と育児用ミルクを与える混合栄養の割合を上回っている（**図1-6**）．一方，育児用ミルクのみ

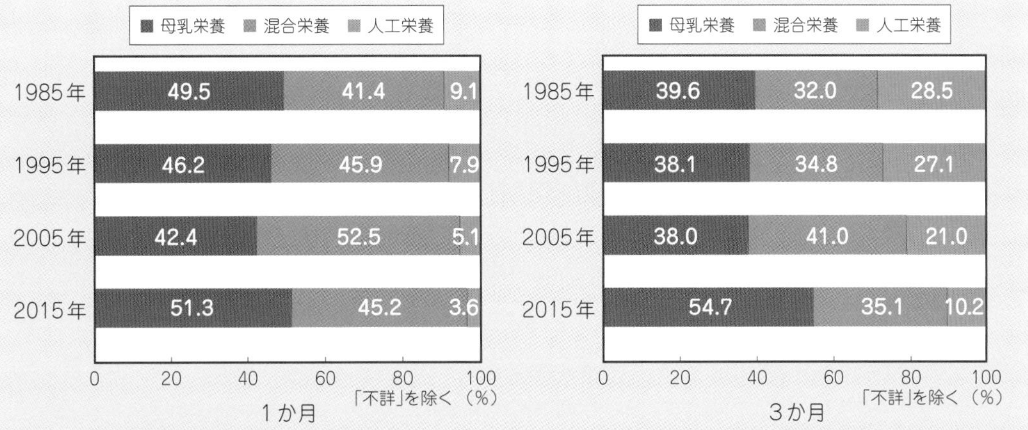

図 1-6 ● 栄養方法の推移

（厚生労働省：平成 27 年度乳幼児栄養調査．2015）

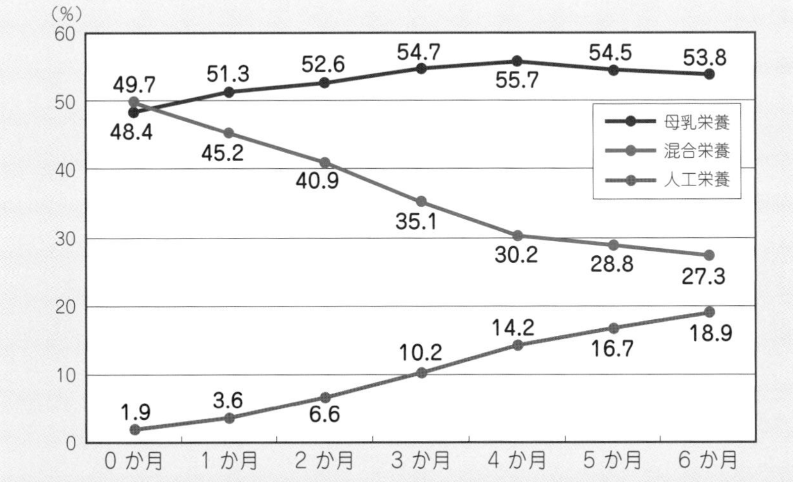

図 1-7 ● 授乳期の栄養方法

（厚生労働省：平成 27 年度乳幼児栄養調査．2015 をもとに作成）

を用いる人工栄養の割合は，どの月齢においても 2～19%以下と低くなっている（**図 1-7**）．

❷授乳支援の基本的考え方

授乳は，乳児の「飲みたい」要求と，親の「要求に応えて」与える関係が促進されて，安定して進行する．しかし，初めての授乳・育児を体験する多くの親にとっては，情報をもっていても十分対応できない．特に身近に相談相手のいない親の割合が増加する現状では，母乳・育児用ミルクの種類に関わりなく，母子の健康維持，健やかな母子・親子関係の形成促進，さらに育児に自信をもたせることが基本である．したがって，授乳の進行を適切に支援することは，育児支援の面から重要な役割を果たす．

表 1-9 ● 授乳支援のポイント

1．授乳の支援を進める５つのポイント

① 妊娠中から，適切な授乳方法を選択でき，実践できるように，支援しましょう．（「妊産婦のための食生活指針」を踏まえた支援）
② 母親の状態をしっかり受け止め，赤ちゃんの状態をよく観察して，支援しましょう．
③ 授乳のときには，できるだけ静かな環境で，しっかり抱いて，優しく声をかけるように，支援しましょう．
④ 授乳への理解と支援が深まるように，父親や家族，身近な人への情報提供を進めましょう．
⑤ 授乳で困ったときに気軽に相談できる場所づくりや，授乳期間中でも，外出しやすく，働きやすい環境を整えましょう．

2．母乳育児の支援を進めるポイント

＜妊娠中から＞
① すべての妊婦さんやその家族とよく話し合いながら，母乳で育てる意義とその方法を教えましょう．
＜出産後から退院まで＞
② 出産後はできるだけ早く，母子がふれあって母乳を飲めるように，支援しましょう．
③ 出産後は母親と赤ちゃんが終日，一緒にいられるように，支援しましょう．
④ 赤ちゃんが欲しがるとき，母親が飲ませたいときには，いつでも母乳を飲ませられるように支援しましょう．
＜退院後は＞
⑤ 母乳育児を継続するために，母乳不足感や体重増加不良などへの専門的支援，困ったときに相談できる場所づくりや仲間づくりなど，社会全体で支援しましょう．

3．育児用ミルクで育てる場合の支援のポイント

授乳を通して，母子のスキンシップが図られるよう，しっかり抱いて，優しく声かけを行うことなど温かいふれあいを重視した支援を行う．また，授乳への不安やトラブルで育児に自信をなくしてしまうことがないよう，母親の心の状態等に十分配慮して，支援を進める．

（厚生労働省：授乳・離乳の支援ガイド．2007 より抜粋作成）

保健医療従事者が授乳の支援に関する基本的な考え方を理解し，支援を進めるための基本的事項を「授乳の支援を進める５つのポイント」として示している（**表 1-9**）．また，母乳育児の支援を進めるポイントもあげている．

2）離乳の支援

❶離乳の現状

平成 27 年度乳幼児栄養調査によると，離乳食の開始時期は，これまで生後 4〜5 か月ごろであったが，近年では 5〜6 か月以降に開始する割合が約 85％と遅くなる傾向が見られる（**表 1-10**）．また，離乳の完了時期も 12 か月ごろの割合が減少し，逆に 13〜18 か月の割合が増加している（**表 1-11**）．

これらの状況から，離乳の開始時期を 5〜6 か月ごろ，離乳の完了時期を 12〜18 か月と定めている．

離乳期と味覚形成

乳児には，基本的な味覚が出生時から備わっており，特に甘味，うま味，塩味を好む．逆に，酸味は腐敗を，苦味は毒性を予感させるので，本能的に避ける．味覚そのものは非常に敏感であり，大人を基準とすると，その 1/3 から 1/2 程度の濃度で味を十分に感じる．したがって，離乳食の味つけ（濃さ）には十分注意が必要である．

❷離乳支援の基本的考え方

a）離乳の定義

離乳とは，母乳または育児用ミルクなどの乳汁栄養から幼児食に移行する過程をいう．

この離乳の期間に乳児の摂食機能は，乳汁を吸うことから食物を噛みつぶして飲み込むことへと発達する．

b）離乳支援の基本

・離乳については，乳児の食欲，摂食行動，発育・発達パターンあるいは地

表 1-10 ● 離乳食の開始時期

時　期	1985 年	1995 年	2005 年*	2015 年*
3 か月未満	1.3	0.6	0.4	1.3
3 か月	10.8	7.0	4.1	0.0
4 か月	34.9	25.0	10.8	0.8
5 か月	32.3	43.5	46.8	40.7
6 か月	15.5	18.4	28.2	44.9
7 か月以降	5.2	5.4	8.2	12.3

*離乳食を開始していない場合および「不詳」を除く.
「授乳・離乳の支援ガイド」(2007 年 3 月)において，離乳食の開始時期をそれまでの「生後 5 か月になった頃」から「生後 5，6 か月頃」と変更したことによる.
(厚生労働省：平成 27 年度乳幼児栄養調査．2015 をもとに作成)

表 1-11 ● 離乳食の完了時期

時　期	1995 年	2005 年*	2015 年*
9 か月以前	4.1	1.9	0.4
10～11 か月	15.6	7.5	8.6
12 か月	60.8	45.0	25.7
13～15 か月	11.7	21.1	33.3
16～18 か月	6.7	14.5	27.9
19 か月以降	1.0	4.0	4.1

*離乳食を開始・完了していない場合および「不詳」を除く.
(厚生労働省：平成 27 年度乳幼児栄養調査．2015)

域の食文化，家庭の食文化などを考慮した無理のない離乳の進め方，離乳食の内容や量を，個々の乳児に合わせて進めていく.
・生活習慣病予防の観点から，健康的な食習慣の基礎を培う.
・子どもの発育・発達の状況は，それぞれ個性があり，日常の反応を見ながら進め，強制しない.
・子どもの健康を維持し，発育・発達を促すように支援するとともに，授乳の支援と同じく，健やかな母子・親子関係の形成を促し，育児への自信をもたせる.

❸離乳支援のポイント

表 1-9 を参照のこと.

4. 栄養管理

1) 妊娠期

妊娠期の栄養管理は，母子の健康管理，妊娠経過管理，胎児成長の適正化，さらには分娩・産褥・授乳にも影響が及ぶ．そのため，妊娠期の低栄養や過栄養に対する継続的な注意が重要である.

表 1-12 ● 妊娠前からはじめる妊産婦のための食生活指針～妊娠前から，健康なからだづくりを～

①妊娠前から，バランスのよい食事をしっかりとりましょう
②「主食」を中心に，エネルギーをしっかりと
③不足しがちなビタミン・ミネラルを，「副菜」でたっぷりと
④「主菜」を組み合わせてたんぱく質を十分に
⑤乳製品，緑黄色野菜，豆類，小魚などでカルシウムを十分に
⑥妊娠中の体重増加は，お母さんと赤ちゃんにとって望ましい量に
⑦母乳育児も，バランスのよい食生活のなかで
⑧無理なくからだを動かしましょう
⑨たばことお酒の害から赤ちゃんを守りましょう
⑩お母さんと赤ちゃんのからだと心のゆとりは，周囲のあたたかいサポートから

（厚生労働省：妊娠前からはじめる妊産婦のための食生活指針～妊娠前から，健康なからだづくりを～．2021 より抜粋作成）

❶妊娠前からはじめる妊産婦のための食生活指針～妊娠前から，健康なからだづくりを～

近年，若い女性に食事の偏りや低体重の割合が増加し，妊娠・授乳期における母子の健康確保のための適切な食習慣を確立することが重要となっている．そのため，厚生労働省は，「妊娠前からはじめる妊産婦のための食生活指針～妊娠前から，健康なからだづくりを～」（2021 年）を新たに策定し，食生活上の課題 10 項目を示している（**表 1-12**）．

女性が妊娠前に低体重や肥満である場合，分娩異常のリスクが高まる可能性のあること，ダイエットによる体脂肪減少は卵巣機能不全を起こすこと，逆に肥満は妊娠糖尿病，妊娠高血圧症候群（HDP）などの発症リスクが高まることなどがあるため，体重増加について注意を促している（表 1-2）．また，若い女性では，エネルギーをはじめ各種栄養素の摂取量が必要量を下回る場合も見られることから，炭水化物の供給源となる主食を中心に，ビタミン・ミネラル・食物繊維などを多く含む野菜，きのこ，いもなどを中心とした副菜，肉・魚などを主とする主菜，さらに牛乳・乳製品などの摂取について示している（**図 1-8**）．

❷低体重

非妊娠時の体格や妊娠中の体重変化によって，低出生体重児分娩，HDP，帝王切開，分娩時出血などの割合に違いが生じる．

非妊娠時に低体重の場合や妊娠中の体重増加が著しく少ない場合は，低出生体重児分娩，子宮内胎児発育遅延（IUGR），切迫早産，貧血，母乳分泌不良などのリスクが高くなる．また，ダイエットなどで体脂肪率が低下すると，卵巣機能不全による月経不順，無月経，さらにエストロゲン分泌低下によって骨密度の低下も引き起こす．肥満の場合と同様に，適正な体重増加を確保するための栄養管理が重要となる．

単位：つ(SV)

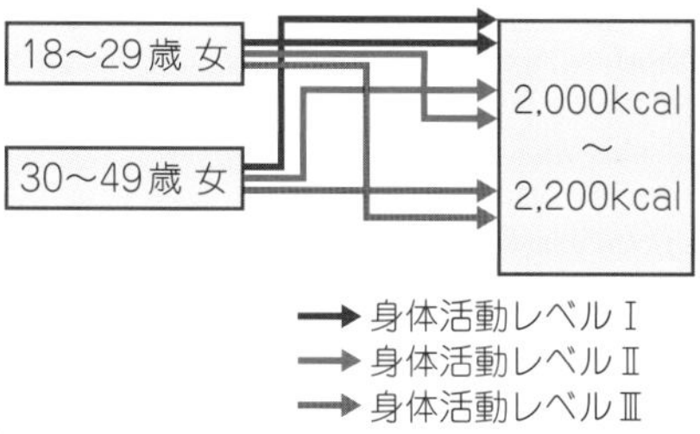

エネルギー kcal	主食	副菜	主菜	牛乳・乳製品	果物
1,800	4~5	5~6	3~4	2	2
2,000	5~7		3~5		
2,200					
2,400					

プラス

付加量

単位：つ(SV)

	エネルギー kcal	主食	副菜	主菜	牛乳・乳製品	果物
妊娠初期（14 週未満）	+50 kcal		付加量なし			
妊娠中期（14~28 週未満）	+250 kcal		+1	+1		+1
妊娠後期（28 週以上）	+450 kcal	+1	+1	+1	+1	+1
授 乳 期	+350 kcal					

図 1-8 ● 年齢・妊娠・授乳期別の料理区分における摂取の目安（妊産婦のための食事バランスガイド）

（厚生労働省：妊産婦のための食生活指針．p 41，2006．日本人の食事摂取基準（2020 年版）に基づき一部変更）

❸肥満

非妊娠時から肥満の場合や妊娠中の体重増加が著しい場合は，妊娠糖尿病，巨大児分娩，帝王切開，HDP などのリスクが高くなる．

妊婦では高血糖維持のためインスリン抵抗性が亢進するが，肥満妊婦の場合はより亢進し，糖代謝異常や脂質代謝異常をさらに助長する．したがって，肥満妊婦には，臨床的状況を把握しながら個別に適正体重への栄養管理を行う．なお，たんぱく質やカルシウム，鉄，食物繊維などの摂取不足が起こりやすいので注意する．

インスリン抵抗性
妊娠時では，胎児へのエネルギー供給に必要な高血糖レベルを維持するため，インスリン作用が低下することで起こる．

妊婦の肥満判定基準は以下のとおりである．

- 妊娠前～妊娠初期…標準体重＋20％以上
- 妊娠期間中…(標準体重＋20％以上)＋(妊娠月数)kg 以上
- 妊娠後期…BMI 28 以上
- 分娩時…(標準体重＋20％以上)＋7 kg 以上

❹つわり，妊娠悪阻

つわりとは，妊娠初期の 6 週ごろから生じる悪心，嘔吐，食欲不振，嗜好の変化をはじめとした種々の症状をいう．妊婦の約 50～80％に見られるが，ほぼ妊娠 16 週までにはこれら症状は軽快する．これらつわりで見られる症状が重篤化したものが妊娠悪阻である．治療が必要な重篤な割合は1％程度である．妊娠悪阻では，悪心，嘔吐が長期に及び，食事量が大きく減ずるために栄養障害や脱水が進行し，体重減少や代謝異常が起こる．

つわりや妊娠悪阻では，食欲不振により栄養素摂取量が減少するため，摂取量充足よりも食べることを優先する．したがって，この時期には，食生活面で以下の点に留意する必要がある．

a）悪心，嘔吐を促す食物を避ける

味やにおいの強いものは避け，また吐き気を誘発する低血糖を予防するためには，低脂肪のたんぱく質食や糖質食が適している．

b）調理法の工夫

温かい食事はにおいが強いので，においの弱い冷食がよい．なお，酸味を好む妊婦も多い．

c）ビタミン類の摂取

食事摂取量減少に伴い，ビタミン摂取量も減少するので，適正量の摂取が必要である．

d）食事形態の変化

調理の簡素化，嗅覚刺激低減のために，外食や弁当などを必要に応じて活用し，気分転換を図る．

e）空腹を避ける

空腹時，特に起床時は悪心，嘔吐が起こりやすいので，食事を頻回食にして空腹状態を避ける．

f）水分補給

嘔吐に起因する脱水症状を予防するため，頻回に水分補給を行う．

特に妊娠悪阻では，栄養素の経口摂取が困難になるので，脱水と電解質バランスの乱れ，さらに肝機能障害などが現れた場合には，経静脈栄養法や経腸栄養法を用いて栄養補給を行う．症状が改善すれば，流動食，軟食と段階的に対応する．また，これら以外に，乳酸性アシドーシス[注]，ウェルニッケ脳症[注]の発症にも注意する．

❺妊娠高血圧症候群（hypertensive disorders of pregnancy；HDP）

日本妊娠高血圧学会は，「妊娠時に高血圧を認めた場合，妊娠高血圧症候群（HDP）とする．またHDPは，妊娠高血圧腎症，妊娠高血圧，加重型妊娠高血圧腎症，高血圧合併妊娠に分類」している（2018年）．これまでの病型分類から子《し》癇《かん》を削除するとともに，たんぱく質の尿中排泄量による重症度分類を廃止し，重度の高血圧，母体の臓器障害，あるいは子宮胎盤機能不全がある場合を重症としている．また，発症時期の病型分類において，早発型を妊娠34週未満，遅発型を妊娠34週以降の発症に変更している．

a）妊娠高血圧腎症（preeclampsia；PE）

・妊娠20週以降に初めて高血圧を発症し，かつ，たんぱく尿を伴うもので，分娩12週までに正常に復する場合．
・妊娠20週以降に初めて発症した高血圧に，たんぱく尿が見られなくて

乳酸性アシドーシス

血中乳酸が異常に増加した状態で，血中乳酸値18 mg/dL以上で血液pHが酸性の状態にある場合をいう．
非特異的症状として全身倦怠・食欲低下など，循環器症状として頻脈・血圧低下など，神経症状として意識レベル低下・眼球運動障害など，消化器症状として悪心・嘔吐・腹痛などが起こる．

ウェルニッケ脳症

食事摂取量が不十分となる妊娠悪阻や手術後，さらにアルコール依存症などでビタミンB_1欠乏により発症する．
特徴的症状として眼球運動障害・失調性歩行・意識障害が三主徴とされる．さらに，多発神経炎・低体温・コルサコフ症候群を合併することもある．

も以下のいずれかが見られる場合で，分娩12週までにたんぱく尿を伴うもので，分娩12週までに正常に復する場合．

- 基礎疾患のない肝機能障害…肝酵素上昇（ALT もしくは AST>40 IU/L），治療に反応せず他の診断がつかない重度の持続する右季肋部もしくは心窩部痛．
- 進行性の腎障害…クレアチニン（Cr）>1.0 mg/dL，他の腎疾患は否定．
- 脳卒中，神経障害…間代性痙攣《けいれん》・子癇・視野障害・一次性頭痛を除く頭痛など．
- 血液凝固障害…HDP に伴う血小板減少（<15万/μL）・播種性《はしゅせい》血管内凝固症候群（disseminated intravascular coagulation；DIC）注・溶血．

・妊娠20週以降に初めて発症した高血圧に，たんぱく尿が見られなくても子宮胎盤機能不全（胎児発育不全，臍帯動脈血流波形異常，死産）を伴う場合．

b）妊娠高血圧（gestational hypertension；GH）

妊娠20週以降に高血圧を発症し，分娩12週までに正常に復する場合で，かつ妊娠高血圧腎症の定義に当てはまらないもの．

c）加重型妊娠高血圧腎症（superimposed preeclampsia；SPE）

・高血圧が妊娠前あるいは妊娠20週までに存在し，妊娠20週以降にたんぱく尿，もしくは基礎疾患のない肝機能障害，脳卒中，神経障害，血液凝固障害のいずれかを伴う場合．

・高血圧とたんぱく尿が妊娠前あるいは妊娠20週までに存在し，妊娠20週以降にいずれかまたは両症状が増悪する場合．

・たんぱく尿のみを示す腎疾患が妊娠前あるいは妊娠20週までに存在し，妊娠20週以降に高血圧が発症する場合．

・高血圧が妊娠前あるいは妊娠20週までに存在し，妊娠20週以降に子宮胎盤不全を伴う場合．

d）高血圧合併妊娠（chronic hypertension；CH）

高血圧が妊娠前あるいは妊娠20週までに存在し，加重型妊娠高血圧腎症を発症していない場合．

HDP の予防・改善のために，生活指導と栄養管理で構成される「妊娠高血圧症候群の生活指導および栄養指導」（日本産婦人科学会周産期委員会．1998年）が用いられる（**表 1-13**）．

・エネルギー…エネルギー制限による異化亢進からケトーシスになりやすい．ケトン体検査の定期的実施が必要である．

・減　塩…食品のうま味，香味野菜や香辛料などを活用し，食欲を亢進させる．

・たんぱく質…脂肪含量が少ない良質たんぱく質を摂取する．腎機能障害があれば症状に応じた低たんぱく質食とする．

・脂　質…動物性脂肪摂取を制限し，多価不飽和脂肪酸を多く含む食品を使う．

播種性血管内凝固症候群

播種性血管内凝固症候群（disseminated intravascular coagulation；DIC）とは，血管内に血栓が無数に散らばり，体内で血液凝固反応が非常に高くなった状態である．DIC の発症の約 3/4 がん，白血病，細菌感染症が占める．これら疾患が進行してがん細胞や白血病細胞の表面に凝固反応を始める組織因子が現れ，通常の止血反応と同じ血栓が多数生じ，細い血管が詰まって血流が妨げられて起こる一連の症状．

表 1-13 ● 妊娠高血圧症候群の生活指導および栄養指導

1．生活指導

① 安静
② ストレスを避ける［予防には軽度の運動，規則正しい生活が勧められる］

2．栄養指導（食事指導）

a）エネルギー摂取 （総エネルギー）
・非妊娠時 BMI 24 未満の妊婦：30 kcal×標準体重（kg）＋200 kcal
・非妊娠時 BMI 24 以上の妊婦：30 kcal×標準体重（kg）
［予防には妊娠中の適切な体重増加が勧められる：BMI<18………10〜12 kg 増
BMI18〜24 ……7〜10 kg 増
BMI>24 ………5〜 7 kg 増］

b）塩分摂取
7〜8 g/日程度とする（極端な塩分制限は勧められない）．
［予防には 10 g/日以下が勧められる］

c）水分摂取
1 日尿量 500 mL 以下や肺水腫では前日尿量に 500 mL を加える程度に制限するが，それ以外は制限しない．口渇を感じない程度の摂取が望ましい．

d）たんぱく質摂取量
標準体重×1.0 g/日［予防には標準体重（kg）×1.2〜1.4 g/日が望ましい］

e）動物性脂肪と糖質は制限し，高ビタミン食とすることが望ましい．
［予防には食事摂取カルシウム（1 日 900 mg）に加え，1〜2 g/日のカルシウム摂取が有効との報告もある．また海草中のカリウムや魚油，肝油（不飽和脂肪酸），マグネシウムを多く含む食品に高血圧予防効果があるとの報告もある］

症状の軽重に関わらず，基本的には同じ指導でよい．加重型ではその基礎疾患の病態に応じた内容に変更することが勧められる．

（日本産科婦人科学会周産期委員会：妊娠中毒症の栄養管理指針．1998）

❻妊娠貧血

妊娠中の貧血は，約 95％が鉄欠乏性貧血（小球性低色素性貧血）であり，疲労感，動悸・息切れ，めまいなどの症状が見られる．症状が重篤化すると，低出生体重児の出生リスクが高まり，さらに母体には，HDP，陣痛微弱，乳汁分泌不足，子宮復古遅延などのリスクも高まる．

食事欠食あるいは偏食，摂取量不足がある場合には，発症の頻度が高くなるので，吸収のよいヘム鉄を多く含む動物性食品を中心に摂取する．また，動物性たんぱく質，ビタミン C の摂取を心がけて，「日本人の食事摂取基準（2020 年版）」に示された鉄の推奨量に対する妊娠中の付加量（妊娠初期：2.5 mg，妊娠中期・後期：9.5 mg）の確保に努める必要がある．

❼妊娠糖尿病

妊娠中に初めて現れ，分娩とともに回復する耐糖能の低下を示す，妊娠時に見られる糖代謝異常状態であり，インスリン抵抗性の亢進が原因である．肥満の女性では，妊娠糖尿病の発症リスクは高い．糖尿病合併妊娠に比べて耐糖能低下は軽いが，妊婦自身が将来，糖尿病に進展する可能性も高い（**図 1-9**）．糖尿病と同様に，母体では HDP，羊水過多症などの発症リスクが高く，また胎児では，巨大児あるいは胎児仮死の頻度増加，新生児では，黄疸，呼吸障害などの異常発生リスクが高くなる．

妊娠期の高血糖や妊娠糖尿病を予防するには，妊娠前あるいは妊娠中の適正な体重管理が必要である．適正体重維持のための食事管理は，糖尿病食事

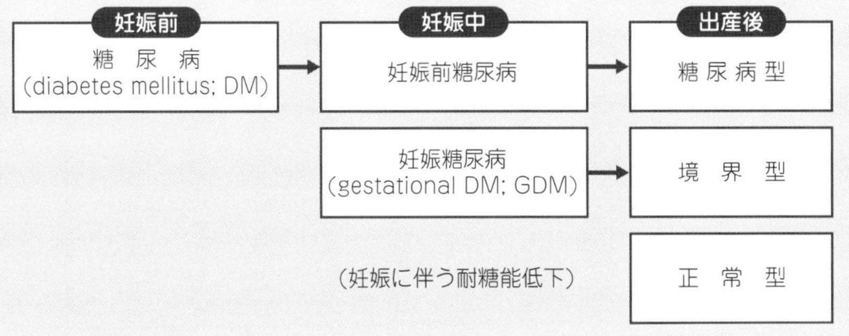

図 1-9 ● 耐糖能と妊娠糖尿病の関係

療法に準じて行う.

エネルギー摂取量：25～30（kcal/kg）×標準体重（kg）
＋妊娠中期 250（kcal）[妊娠後期 450（kcal）]

とし，空腹時血糖値 92 mg/dL 以下，食後 2 時間値 153 mg/dL 以下，グリコヘモグロビン[注]（HbA1 c）6.5%（NGSP 値）以下となるよう心がける.

❽神経管閉鎖障害

神経管閉鎖障害は，主に先天性の脳や脊椎の癒合不全のことであり，脊椎の癒合不全を二分脊椎[注]という．また神経管上部で癒合不全が起こると脳形成不全となり，無脳症[注]となる．近年，本症と葉酸摂取の関係が明らかになりつつあり，葉酸代謝の過程でその代謝物が減少すると，アミノ酸であるメチオニン代謝を障害し，その結果，ホモシステイン濃度が高くなることで神経管閉鎖障害が引き起こされると推定されている．厚生労働省は，「神経管閉鎖障害の発症リスク低減のための妊娠可能な年齢の女性等に対する葉酸の摂取に係る適切な情報提供の推進について」(2000 年）の通達を出している.

神経管閉鎖障害の発症リスクを低減させるために葉酸摂取が重要であり，妊娠を計画している女性では，妊娠 1 か月以上前から妊娠 3 か月までの期間，葉酸を 0.4 mg/日摂取することを勧めている.

2）授乳期

授乳期は，母体の妊娠前の状態への回復や授乳による母子・親子の絆を深める時期である．この時期の母体の栄養状態は，母乳成分に反映されるため，心身の安定した生活が必要である.

❶授乳の進め方（授乳・離乳の支援ガイド）

WHO/UNICEF は「母乳育児成功のための 10 カ条（10 ステップ)」(2018 年）の声明を出し，母乳育児を安心して進められるように出産施設および助産師，保健師，管理栄養士などの保健医療従事者に対して具体的項目を示している（**表 1-14**).

分娩後 30 分以内に母乳を与えること，および母子同室[注]が勧められているが，出産直後の初乳の分泌量は少なく，初産婦の場合，不安感が大きくな

グリコヘモグロビン（HbA1c）

血中のヘモグロビン β 鎖 N 末端とグルコースが結合したもので，糖化ヘモグロビンともいう．過去 1～2 か月の血糖の状態を示す指標である.

二分脊椎

胎生期の外胚葉の神経系ができる 4～5 週に発症する神経管発育不全．末梢神経に支配される膀胱・腸，さらに下肢などの機能を失い，残尿や尿失禁などが起こる．また，脳では，約 80％の割合で水頭症が起こるが，シャント（チューブ・システム）でコントロール可能となっている.

無脳症

神経管上部の閉鎖不全により起こる，頭蓋骨と脳の大部分が欠損した中枢神経系奇形の一種．多くは死産となるが，残存する脳容積が多ければ生後 1～2 週間生存する場合もある．現在，治療法はない.

母子同室

母乳育児を成功させるための 10 か条であげられている項目であり，母乳育児に大きく影響する.

表 1-14 ● 母乳育児成功のための 10 カ条（10 ステップ）

1a.	母乳代替品のマーケティングに関する国際規準（WHO コード）と世界保健総会の決議を遵守する
1b.	母乳育児の方針を文章にして，施設の職員やお母さん・家族にいつでも見られるようにする
1c.	母乳育児に関して継続的な監視およびデータ管理のシステムを確立する
2.	母医療従事者が母乳育児支援に十分な知識，能力，技術を持っていることを確認する
3.	すべての妊婦・その家族に母乳育児の重要性と方法について話し合いをする
4.	出生直後から，途切れることのない早期母子接触をすすめ，出生後できるだけ早く母乳が飲ませられるように支援する
5.	お母さんが母乳育児を始め，続けるために，どんな小さな問題でも対応できるように支援する
6.	医学的に必要がない限り，母乳以外の水分，糖水，人工乳を与えない
7.	お母さんと赤ちゃんを一緒にいられるようにして，24 時間母子同室をする
8.	赤ちゃんの欲しがるサインをお母さんがわかり，それに対応できるように授乳の支援をする
9.	哺乳びんや人工乳首，おしゃぶりを使うことの弊害についてお母さんと話し合う
10.	退院時には，両親とその赤ちゃんが継続的な支援をいつでも利用できることを伝える

（一般社団法人日本母乳の会訳，WHO/UNICEF 共同声明．2018）

る．この時，安易に不足分を補うために育児用ミルクを与えたり，人工栄養に切り替えることは避ける．このような母親の不安を軽減・解消し，母乳育児を継続するためには，保健医療従事者の指導・支援は欠かせない．一方，授乳後の搾乳，乳房マッサージはその後の乳汁産生・分泌を促す．

授乳方法は，乳児が欲しがる時に欲しいだけ飲ませる自立授乳がよい．しかし，

・飲ませた後，すぐに欲しがって泣く
・20 分以上，乳首を吸い続けている
・機嫌が悪く，なかなか寝つかない
・便の回数と量が少なく，体重増加が少ない

などが見られた場合は，母乳分泌の不足が考えられる．

妊婦の 93％が母乳育児を考えているが，妊娠中あるいは出産後に母乳育児の指導を受けた割合は，それぞれ 59％と 74％にとどまっている．また出産直後に，母親の約 40％が授乳に対する不安を感じている．授乳，その後の離乳を通して母子・親子の健康維持や健やかな親子関係，さらに子どもの発育・発達を促すために，無理なく母乳育児が実践できるように，行政や医療機関など地域社会全体が指導・支援の体制づくりを進めることが大切である（表 1-9）．

❷栄養失調

授乳期，特に分娩後 6〜8 週の産褥期には，分娩後の急激な内分泌系の変化や肉体的・精神的疲労，さらに授乳などの新たなストレスにより，精神的に不安定となる．これをマタニティブルーという．これら精神的不安により食欲不振に加えて拒食傾向が現れる．また，妊娠中に増加した体重と体型を妊娠前のものに戻すため，意識的に過度の減食を行う例もある．これらの場合，授乳婦の栄養状態は悪化し，栄養失調を引き起こす．母乳の栄養状態を維持するためにも，食事や水分摂取に十分配慮する．

❸摂食障害

前項と同様に，育児不安，家族生活，経済的負担などで生じる心理的社会的ストレスから，一過性の不眠，集中力低下，情緒不安定といった自律神経症状が起こり，軽度のうつ状態に陥りやすい．その結果，摂食障害を引き起こして低栄養状態となりやすい．

これら産褥期に見られる栄養失調・摂食障害を起こさないための食生活上の注意点として，以下の点があげられる．

- 産褥期の体力回復と授乳継続のため，食事摂取基準を満たす十分な栄養摂取の確保
- 動物性たんぱく質比を約50%とし，良質のたんぱく質と鉄を確保
- 牛乳などを用いて十分な水分摂取を確保
- 間食などを活用した1日4～5回の頻回食で必要量を確保
- 薄味調理の心がけ
- 便秘の予防・改善

さらにこれらに加え，日常生活を送るうえで，家族を中心とした周囲の温かい協力が欠かせない．

3）新生児・乳児期

新生児期および乳児期前半では，栄養摂取はすべて母乳あるいは育児用ミルクに依存しており，乳汁栄養はきわめて重要である．また，乳児期後半を含めた離乳期の各段階で適切な離乳食を進めることは，乳児期以降の健全な発育・発達を確保するために重要である．

❶離乳の進め方（授乳・離乳の支援ガイド）

「授乳・離乳の支援ガイド」の示す離乳支援のポイントは以下のとおりである（**図1-10**）．

a）離乳の開始

離乳の開始とは，滑らかにすりつぶした状態の食物を初めて与えた時をいう．その時期は生後5，6か月ごろが適当である．

発達の目安としては，首のすわりがしっかりして寝返りができ，5秒以上座れる，食物に興味を示す，スプーンなどを口に入れても舌で押し出すことが少なくなる（哺乳反射の減弱）ことなどがあげられる．

なお，離乳開始前の乳児にとって，最適な栄養源は乳汁（母乳・育児用ミルク）である．離乳開始前に果汁やイオン飲料を与えることは，これらの摂取による乳汁摂取減少，たんぱく質，脂質，ビタミン類，鉄・カルシウム・亜鉛などのミネラル類の摂取量低下が危惧されること，さらに乳児期以降の果汁などの過剰摂取傾向や低栄養・発育障害との関連から栄養学的意義は認められていない．

b）離乳の進行

離乳の進行とは，「子どもの発育および発達の状況に応じて食品の量や種類および形態を調整しながら，食べる経験を通じて摂食機能を獲得し，成長

		離乳初期	離乳中期	離乳後期	離乳完了期
		離乳の開始 → 離乳の完了 以下に示す事項は，あくまでも目安であり，子どもの食欲や成長・発達の状況に応じて調整する．			
		生後5～6か月頃	生後7～8か月頃	生後9～11か月頃	生後12～18か月頃
食べ方の目安		○子どもの様子をみながら1日1回1さじずつ始める． ○母乳や育児用ミルクは飲みたいだけ与える．	○1日2回食で食事のリズムをつけていく． ○いろいろな味や舌ざわりを楽しめるように食品の種類を増やしていく．	○食事リズムを大切に，1日3回食に進めていく． ○共食を通じて食の楽しい体験を積み重ねる．	○1日3回の食事リズムを大切に，生活リズムを整える． ○手づかみ食べにより，自分で食べる楽しみを増やす．
調理形態		なめらかにすりつぶした状態	舌でつぶせる固さ	歯ぐきでつぶせる固さ	歯ぐきで噛める固さ
1回当たりの目安量					
Ⅰ	穀類（g）	つぶしがゆから始める． すりつぶした野菜なども試してみる． 慣れてきたら，つぶした豆腐・白身魚などを試してみる．	全がゆ 50～80	全がゆ 90～軟飯80	軟飯80～ ご飯80
Ⅱ	野菜・ 果物（g）		20～30	30～40	40～50
Ⅲ	魚（g）		10～15	15	15～20
	又は肉（g）		10～15	15	15～20
	又は豆腐（g）		30～40	45	50～55
	又は卵（個）		卵黄1～ 全卵1/3	全卵1/2	全卵1/2～ 2/3
	又は 乳製品（g）		50～70	80	100
歯の萌出の目安			乳歯が生え始める．	1歳前後で前歯が8本生えそろう．	離乳完了期の後半頃に奥歯（第一乳臼歯）が生え始める．
摂食機能の目安		口を閉じて取り込みや飲み込みが出来るようになる． 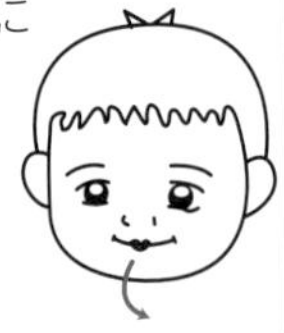	舌と上あごで潰していくことが出来るようになる． 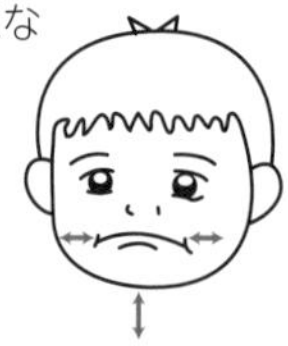	歯ぐきで潰すことが出来るようになる． 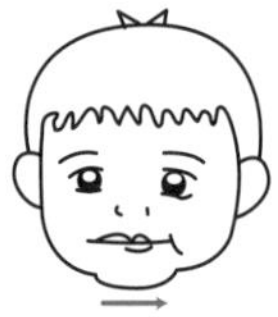	歯を使うようになる．

※衛生面に十分に配慮して食べやすく調理したものを与える

図 1-10 ● 離乳食の進め方の目安

（厚生労働省：授乳・離乳の支援ガイド．2019）

していく過程である」と定義されている．規則的な食事摂取で生活リズムを整え，食べる意欲を育み，食べる楽しさを体験していくことを目標としている．楽しさの体験は，いろいろな食品の味や舌ざわりの楽しみ，手づかみにより自分で食べる楽しみ以外に，家族などと食卓を囲み，共に食べる楽しさやコミュニケーションを図ること，思いやりの心を育むこと，といった食育視点で進めることも重要である．

離乳初期（生後 5〜6 か月ごろ）

離乳は，子どもの様子を見ながら，離乳食を１日１回，１さじ与えることから始める．母乳または育児用ミルクは，授乳のリズムに沿って子どもの欲するままに与える．この時期は，離乳食を飲み込むこと，その舌ざわりや味に慣れることが主目的である．

離乳中期（生後 7〜8 か月ごろ）

生後７〜８か月ごろから，離乳食は１日２回にして生活リズムを確立する．母乳または育児用ミルクは離乳食後に与え，離乳食とは別に授乳のリズムに沿って母乳は子どもの欲するままに，育児用ミルクは１日に３回程度与える．この時期は舌でつぶせる固さのものを与える．

離乳後期（生後 9〜11 か月ごろ）

生後９か月ごろから，離乳食は１日３回にし，歯ぐきでつぶせる固さのものを与える．食欲に応じて，離乳食の量を増やし，離乳食の後に母乳または育児用ミルクを与える．離乳食とは別に，授乳のリズムに沿って母乳は子どもの欲するままに，育児用ミルクは１日２回程度与える．

c）離乳の完了

離乳完了期（生後 12〜18 か月ごろ）

離乳の完了とは，形のある食物を噛みつぶすことができるようになり，エネルギーや栄養素の大部分が母乳または育児用ミルク以外の食物からとれるようになった状態をいう．その時期は生後12〜18か月ごろである（図1-10）．なお，離乳の完了は，母乳または育児用ミルクを飲んでいない状態を意味するものではない．

d）離乳の進め方の目安

食べ方の目安

食欲を育み，規則的な食事リズムで生活リズムを整え，食べる楽しさを体験していくことを目標とする．

離乳初期では，子どもの様子を見ながら，１さじずつ始め，母乳や育児用ミルクは飲みたいだけ飲ませる．食べ方は，口唇を閉じ，捕食や嚥下ができるようになり，口に入ったものを舌で前から後ろに送り込むことができるようになる．

離乳中期では，子どもの様子を見ながら１日２回食で食事のリズムをつけていく．食べ方は，舌や顎の動きが前後運動から上下運動に変わり，それに伴い口唇が左右対称に引かれるようになる．この時期の食べさせ方は，平らな離乳食用スプーンを下唇にのせ，上唇が閉じられるのを待つようにする．

離乳後期では，食事リズムを大切にしながら１日３回食に進める．食べ方は，舌を使って食べ物を歯ぐきの上にのせられるようになるため，歯ぐきや歯で潰せるようになる．また，口唇の動きは左右非対称になり，噛む方向にかたよる動きとなる．この時期の食べさせ方は，くぼんだ形の離乳食用スプーンを下唇にのせ，上唇が閉じるのを待つ．なお，生後９か月ごろから始まる手づかみ食べは，１歳を過ぎた子どもの発育および発達にとって，積極的にさせたい行動である．

離乳完了期では，離乳食は1日3回が確立するが，そのほかに必要に応じて1日1〜2回の補食を与える．なお，母乳または育児用ミルクは，子どもの離乳の進行および完了の状況に応じて与える．

離乳期は，食事や生活のリズムを整えるだけでなく，いろいろな食品の味や舌ざわりを楽しむ，家族と一緒の食卓を楽しむ，自分で食べることを楽しむ，などの食べる楽しさの体験を増やすための非常に重要な時期である．

食品の種類と組み合わせ

与える食品は，離乳の進行に合わせて食品の種類や組み合わせを増やす．

離乳の開始では，アレルギー[注]の心配が少ないお粥（米）から始め，新しい食品を始める時には1さじずつ与え，子どもの様子を見ながら量を増やす．慣れてくれば，じゃがいも，野菜，果物，さらに慣れたら豆腐や白身魚，固ゆでした卵黄などの種類を増やす．なお，はちみつは，乳児ボツリヌス症[注]予防のため，満1歳を過ぎるまでは使わない．

離乳が進むにつれ，卵は卵黄から全卵へ，魚は白身魚から赤身魚，青皮魚へと進める．ヨーグルト，塩分や脂肪の少ないチーズを用いてよい．食べやすく調理した脂肪の少ない肉類，豆類，各種野菜，海草と種類を増やす．なお，脂肪の多い肉類は少し遅らせる．野菜類には緑黄色野菜も用いる．さらに，離乳中期に進むころには，主食（穀類），副菜（野菜），主菜（たんぱく質食品），果物を組み合わせた食事を考慮する．

離乳後期の生後9か月以降は，鉄が不足しやすいので，赤身の魚や肉，レバーを取り入れ，調理用に使用する牛乳・乳製品の代わりに育児用ミルクを使うなどの工夫をする．ただし，牛乳を飲用として与える場合は，鉄欠乏性貧血予防の観点から，満1歳を過ぎるまでは与えない．

フォローアップミルク[注]は，母乳あるいは育児用ミルクの代替品ではなく，離乳食の進行が順調であれば摂取の必要はない．ただし，離乳が不調で，鉄不足のリスクが高い場合や，適切な体重増加が見られない場合には，医師との相談のうえで，必要に応じて活用することを検討する．

調理形態・調理方法

離乳の進行に応じて食べやすく調理したものを与える．子どもは細菌感染への抵抗力が弱いので，調理を行う場合は衛生面に十分注意する．

粥は子どもが口のなかで押しつぶせるような固さに十分加熱調理する．はじめはつぶしがゆとし，慣れてくると粗つぶし，つぶさないままへと進め，軟飯へと移行する．野菜類・たんぱく質性食品などは，はじめから滑らかに調理し，段階的に粗くする．離乳中期ごろには，食べ物をまとめる動きを覚え始めるので，飲み込みやすいようにとろみを付ける工夫も必要になる．

離乳開始のころは調味料は必要ない．離乳の進行に応じて，食塩，砂糖など調味料を使用する場合，それぞれの食品のもつ味を生かしながら，薄味で調理し，油脂類も少量の使用とする．

成長の目安

食事量評価は，身長・体重などの発育経過で評価する．もし体重変化が発育曲線（図1-5）を外れる場合，医師に相談して適切に対応する．

アレルギー

食物アレルギーは，それぞれの食品に含まれるたんぱく質成分が主たる要因．

乳児ボツリヌス症

経口的に摂取されたボツリヌス芽胞が腸管内で定着・増殖して毒素を産生し，この毒素が神経筋接合部に作用して，全身筋力低下などの症状を現す．好発月齢は8か月以下で，1か月以内がもっとも多い．

フォローアップミルク

生後6〜9か月以降の乳幼児を対象とし，ビタミン・鉄などの補給を目的とした育児用ミルクの一種である．栄養摂取が十分な場合には，必ずしも使う必要なし．

AIDS

ヒトレトロウイルスの一種であるヒト免疫不全ウイルス感染症であり，細胞性免疫が著しく低下し，種々の症状を発症．

成人T細胞白血病

特異な病態を示すT細胞性の白血病で，地域特性がある．予後は悪く，生存率は半年で50%以下．

サイトメガロウイルス感染症

ヘルペス系のウイルス感染症の一つ．幼小児期に不顕性感染の形で感染し，生涯その宿主に潜伏．免疫抑制状態下で再活性化し，種々の病態を誘発．発症は，主に胎児，未熟児，移植後，AIDS患者，先天性免疫不全患者など．

❷母乳と育児用ミルクの特徴

a) 母乳栄養の利点

母乳栄養は,

・初乳は種々の免疫成分を含み, 感染症予防, ビフィズス菌などの腸内細菌の繁殖に有効である
・成分組成が乳児に最適で, 栄養効率が高く代謝負担が少ない
・たんぱく質が同質であり, 食物アレルギー誘発の危険性がきわめて低い
・授乳が容易でスキンシップが得られ, 母子間の良好な関係ができやすい
・出産後の母体回復が促進される

などの利点がある.

b) 母乳栄養の問題点

母乳は育児用ミルクに比べ, ビタミンK含量が少ない. また母親がAIDS[注], 成人T細胞白血病[注], サイトメガロウイルス感染症[注]などの場合や, ニコチン・アルコール, 服用薬剤の移行などの影響を受けやすい. さらに, 安定した哺乳量の確保に健康管理・栄養管理が負担となることが多い.

c) 育児用ミルクの利点

・母乳に不足するビタミンKなどの栄養素を容易に補足できる
・子どもの哺乳量に合わせて調乳できるので, 栄養不足が起こりにくい

d) 育児用ミルクの問題点

・母乳に含まれるIgAをはじめとした感染防御因子が含まれない
・容器開封後の保管状態に注意が必要である
・母乳栄養法に比べて, 母子間のつながりが浅くなる
・乳児が母乳を飲むのを嫌がることで授乳障害が起こりやすい

e) 混合栄養法

母乳分泌不足や母親の就労などの理由により, 母乳栄養が完全に実施できない時に母乳を主としてその不足分を補う場合や, 逆に育児用ミルクが主となることが中心となるのが混合栄養法である.

❸先天性代謝異常

遺伝子の変異により酵素の異常やたんぱく質の生成異常などが起こり, 生体内の代謝経路における特定の過程が正常に機能しない結果, 代謝されない物質が体内蓄積したり必要な物質が生成されなくなる異常のことである. 障害される遺伝子によりアミノ酸, 糖質, 脂質など多くの栄養素代謝の過程に見られる. 一般に, 先天性代謝異常に対しては, 食事療法, 薬物療法などを用いて対症療法を行う. 食事療法実施の原則は, 有害となる物質の摂取制限と除去, 不足物質の補充である. 身体発育や知的発達が遅延あるいは障害され, 根本的治療ができないため対症療法を行わない場合は予後不良である.

わが国では, 1977年から新生児マス・スクリーニングが全出生児に対して行われ, 早期発見, 早期治療に顕著な効果を上げている. 対象は, フェニルケトン尿症[注], ホモシスチン尿症[注], メープルシロップ尿症[注], ガラクトース血症[注], クレチン病[注], 副腎皮質過形成[注]である. これら先天性代謝

フェニルケトン尿症
フェニルアラニンをチロシンに転換するフェニルアラニン水酸化酵素の先天的欠損による, フェニルアラニンの蓄積, あるいはフェニルピルビン酸などの代謝副産物の異常蓄積により起こる疾患. 症状は知的障害やメラニン色素欠乏など.

ホモシスチン尿症
メチオニン代謝産物であるホモシステインをシスタチオニンに転換するシスタチオニン合成酵素の欠損による疾患. 症状は知的障害, 骨格変形, 血栓症など.

メープルシロップ尿症
分枝鎖アミノ酸 (バリン, ロイシン, イソロイシン) の脱炭酸反応に必要な酵素複合体の障害により起こる疾患. 症状は生後の哺乳困難, 無呼吸発作など.

ガラクトース血症
ガラクトース代謝に関与する3種の酵素のいずれかが先天的に欠損し, 中間代謝物が異常蓄積する疾患. ガラクトースは, 母乳成分の糖質主成分である乳糖の構成成分. 治療には乳糖およびガラクトースを除去した食事療法が有効.

クレチン病
新生児期あるいは乳児期から甲状腺機能が低下し, 甲状腺ホルモン欠乏の諸症状が現れる疾患. 身長の伸びの著しい遅れ, 短四肢などが特徴.

副腎皮質過形成

コルチゾール生成に関与する酵素の先天的欠損による症候群．コルチゾール分泌低下でACTH分泌が増加し，副腎皮質が過形成され，他のアンドロゲンなどの過剰産生が起こり，女児の男性化，男児の性早熟化がある．現在5病型が報告されている．

異常が見られた新生児・乳児の栄養管理には，低フェニルアラニン特殊ミルク，シスチン添加低メチオニン特殊ミルク，乳糖除去特殊ミルクなどの治療用特殊ミルクを用いる．

❹低出生体重児

出生体重2,500 g未満の児を低出生体重児（low birth weight infant；LBWI），1,500 g未満の児を極低出生体重児，1,000 g未満の児を超低出生体重児という．未熟児という用語は，体重規定のない成熟度を示す用語として使用すること，と日本小児科学会は規定している．近年，新生児集中治療施設[注]（neonatal intensive care unit；NICU）などの医療体制が整備され，低出生体重児などの生存率が向上し，出生率は高くなっている．

新生児集中治療施設

敗血症や髄膜炎などの重症感染症，昏睡，重度の低血糖，心血管異常，手術後など，呼吸・循環・代謝変化が激しく，集中的な監視・治療が必要な新生児を対象とした集中治療施設．

低出生体重児は，一般に哺乳能力が低く，1回哺乳量も少ないので，栄養素摂取量が不足しやすい．これらの児の管理の原則は，保温，呼吸管理，栄養補給，感染防止である．哺乳能力が未熟なため誤嚥を起こしやすく，吐乳も起こす．この場合には，鼻腔から経管栄養法により栄養補給を行う．近年では，低栄養による影響を軽減するために，出生直後からブドウ糖輸液を実施している．その後，状態が改善されれば，母乳哺育に移行する．人工栄養による場合は，たんぱく質・糖質が多く，脂質が少ない低出生体重児用ミルクあるいは一般の育児用ミルクを用いる．

❺母乳性黄疸

出生直後の新生児では，赤血球寿命が80～90日と短いために間接型ビリルビン[注]産生が増加する．しかし肝臓・腸で直接型ビリルビンに十分に変換し排泄できないため，新生児の多くで，生後3日目ごろから10日目までの比較的早期に一過性の高間接型ビリルビン血症が見られる．これを新生児黄疸といい，長くてもおよそ2週間で消失する．

ビリルビン

ビリルビンは，ヘモグロビン，ミオグロビン，呼吸酵素由来のヘムの最終産物である．脂溶性の間接型（非抱合型）と水溶性の直接型（抱合型）がある．

これとは別に，生後2週間以降に現れる遅延型の高ビリルビン血症を母乳性黄疸といい，母乳栄養新生児の約10～15％に見られる．母乳中に含まれるプレグナンジオールが肝臓におけるグルクロン酸抱合酵素の活性を低下させることが原因である．比較的状態が良好な母乳栄養児に見られ，大部分は軽～中等度の間接型ビリルビン血症である．ほとんどが生後2か月までに消失するので治療を必要としない．また，血液型不適合などで核黄疸（ビリルビン脳症）が起こることもある．

❻ビタミンK欠乏性出血症

ビタミンK欠乏性出血症は，出生後7日までに発症する新生児ビタミンK欠乏性出血症と，それ以後に発症する乳児ビタミンK欠乏性出血症に分けられる．さらに後者は，母乳栄養を原因とする特発性乳児ビタミンK欠乏性出血症と，それ以外の関与する二次性乳児ビタミンK欠乏性出血症に分類される．

主な発症要因は，出生時のビタミンK蓄積が少ないこと，母乳中のビタミンK含量が少ないこと，ビタミンK吸収能が低いこと，哺乳量が少ない

表 1-15 ● 新生児・乳児ビタミン K 欠乏性出血症の改訂ガイドライン

Ⅰ．合併症をもたない正期産新生児への予防投与

わが国で推奨されている 3 回投与は以下のとおりである．

① 第 1 回目：出生後，数回の哺乳によりその確立したことを確かめてから，ビタミン K_2 シロップ 1 mL（2 mg）を経口的に 1 回投与する．なお，ビタミン K_2 シロップは高浸透圧のため，滅菌水で 10 倍に薄めて投与するのもひとつの方法である．

② 第 2 回目：生後 1 週または産科退院時のいずれかの早い時期に，ビタミン K_2 シロップを前回と同様に投与する．

③ 第 3 回目：1 か月健診時にビタミン K_2 シロップを前回と同様に投与する．

④ 留意点等

(1) 1 か月健診の時点で人工栄養が主体（おおむね半分以上）の場合には，それ以降のビタミン K_2 シロップの投与を中止してよい．

(2) 前文で述べたように，出生時，生後 1 週間（産科退院時）および 1 か月健診時の 3 回投与では，我が国および EU 諸国の調査で乳児ビタミン K 欠乏性出血症の報告がある．この様な症例の発生を予防するため，出生後 3 か月までビタミン K_2 シロップを週 1 回投与する方法もある．

(3) ビタミン K を豊富に含有する食品（納豆，緑葉野菜など）を摂取すると乳汁中のビタミン K 含量が増加するので，母乳を与えている母親にはこれらの食品を積極的に摂取するように勧める．母親へビタミン K 製剤を投与する方法も選択肢のひとつであるが，現時点では推奨するに足る十分な証左はない．

(4) 助産師の介助のもと，助産院もしくは自宅で娩出された新生児についてもビタミン K_2 シロップの予防投与が遵守されなければならない．

Ⅱ．早産児および合併症をもつ正期産新生児への予防投与

① 全身状態が比較的良好で経口投与が可能な場合は，合併症をもたない正期産新生児への投与方式に準じて行う．ただし，投与量は体重に応じて減量する．

② 呼吸障害などにより内服が難しい新生児には，ビタミン K_2 注射用製剤（レシチン含有製剤）0.5〜1.0 mg（超低出生体重児は 0.3 mg）を緩徐に静注する．その後の追加投与のやり方はそれぞれの新生児の状態に応じて個別に判断する．

③ 全身状態が良好でも，母親が妊娠中にビタミン K 阻害作用のある薬剤を服用していた場合，あるいは celiac sprue などの吸収障害を有する場合は，出生後すぐにビタミン K_2 注射用製剤 0.5〜1.0 mg を静注することが望ましい．

④ 上記③の状況（母親がワルファリンを服用中の場合を除く）においては，妊娠 36〜38 週以降の母親に 1 日 15〜20 mg（分 2 または分 3）のビタミン K 製剤を陣痛発来日まで経口投与し，出生後に新生児のビタミン K 動態を評価する方法でも構わない．なお，母体へのビタミン K 投与は少なくとも 1 週間以上の投与が可能な状況であることを考慮する．

（注記）長期にわたる経静脈栄養管理下にある場合には，妊娠経過中に随時ビタミン K の補充を行うことが望ましい．

Ⅲ．治療的投与

① ビタミン K 欠乏性出血症の疑いがあれば凝固検査用の血液を採取後，検査結果を待つことなく，ビタミン K_2 製剤（レシチン含有製剤）0.5〜1 mg を緩徐に静注する．もし血管確保ができない場合には筋注が可能なビタミン K 製剤を皮下注する（筋注はできるだけ避ける）．

② 最重症例ならびに超低出生体重児では，新鮮凍結血漿 10〜15 mL/kg あるいは第Ⅸ因子複合体製剤 50〜100 単位/kg（第Ⅸ因子量として）の静注の併用を考慮する．

（日本小児科学会新生児委員会：新生児・乳児ビタミン K 欠乏性出血症に対するビタミン K 製剤投与の改訂ガイドライン．2011）

ことなどがあげられる．予防・治療にはビタミン K 製剤を投与している．

予防的投与の場合，出生時，退院時，1 か月検診時の 3 回，ビタミン K_2 シロップを 1 mL（2 mg）/回経口投与する（**表 1-15**）．また治療的投与の場合は，ビタミン K_2 製剤（レシチン含有製剤）0.5〜1 mg をゆっくりと静注する．

❼貧血

乳児期の貧血基準は，ヘモグロビン（Hb）11 g/dL 以下，赤血球数 350万/μL 以下である．新生児期の貧血の原因は，出血と溶血性疾患が多い．敗血症や子宮内感染も原因となる．乳児期の貧血は，身体の成長に対して赤血球増加の遅れから起こる．もっとも多い原因は鉄欠乏性貧血である．顔色不良，食欲不振，易疲労などを主症状とし，進行すると頻脈や心拡大も見られる．さらに免疫能も低下し，感染を合併しやすい．低出生体重児では輸血，乳児では鉄剤投与を行う．

離乳期以降は，卵黄，レバー，ひじきなど鉄含量の多い食品を離乳食に用いる．これらを用いる場合，鉄吸収を促進するため，良質のたんぱく質，銅，ビタミンCの摂取に配慮する．成熟児でも生後5～6か月で貯蔵鉄が枯渇するので，離乳の開始時期に注意する．

❽乳児下痢症と脱水

乳児期に下痢が主症状となり起こる疾患を乳児下痢症という．多くの発症原因があるが，腸管感染，特にウイルス感染が大部分であり，ロタウイルス[注]を原因とするものが多く，冬期の乳幼児下痢症の80%以上を占めており，白色水様便が特徴である．乳児下痢症は，軽症から中等症・重症へと症状進行が起こりやすい．軽症では，下痢が見られるものの，嘔吐・発熱はなく，食欲も比較的良好である．しかし中等症では，嘔吐・発熱・食欲低下が加わり，軽度の脱水が起こる．重症では，さらに電解質損失，末梢循環不全，中枢神経障害などが加わり，乏尿・無尿など脱水症が起きる．

ロタウイルス

感染経路が経口感染と経気道感染であり，冬期の下痢，胃腸炎の最大原因である．ウイルスの血清型は4型が知られている．

乳児下痢症および脱水（症）では，症状に応じて経口的あるいは経静脈栄養法により頻回に水分補給を行うことが重要である．

❾二次性乳糖不耐症

乳糖不耐症は，乳糖分解酵素ラクターゼ欠損や活性低下で起こる先天性乳糖不耐症と，感染による腸管粘膜障害に起因する二次性乳糖不耐症がある．小腸で乳糖が分解されないまま大腸に移り浸透圧が上昇すると，水分吸収が阻害されて水様便となる．

対応としては，乳糖除去ミルクやブドウ糖のみを加えた無乳糖ミルクなどを与える．

❿食物アレルギー

食物アレルギーとは，「食物によって引き起こされる抗原特異的な免疫学的機序を介して生体にとって不利益な症状が惹起される現象」〔食物アレルギー診療ガイドライン2016（2018年改訂版）〕である．摂取後30分以内で症状が現れるものを即時型，8～24時間後に現れるものを遅延型という．即時型アレルギー反応であるアナフィラキシーはショック症状を引き起こす．

なお，食物アレルギーの原因物質をアレルゲン[注]という．アレルゲンの代表的なものとして，卵のオボムコイド・オボアルブミン，牛乳のβ-ラクトグロブリンなどがある．そのほか，小麦，そば，落花生，えび，かにを含む7品目が発症例が多く重篤度が高いとして，食品の原材料表示が義務づけられている（p 60，表2-11参照）．

アレルゲン

IgE抗体を産生させ，アレルギーの原因となる抗原性物質の総称．大部分は分子量約5,000～50,000程度のたんぱく質である．

個人によりアレルゲンは異なるので，専門医による診断によりアレルゲンが特定できれば，必要最小限の原因物質の除去をした食事（除去食）を与える．しかし，除去食を摂取している期間でも，適切な栄養素摂取を心がけ，QOLを維持することが大切である．したがって，栄養指導の役割は非常に大きく，不可欠である．なお，日本小児アレルギー学会は，「鶏卵アレルギー発症予防に関する提言」（2017 年）で，アトピー性皮膚炎（かゆみのある乳児湿疹を含む）の赤ちゃんには，医師の管理のもと，生後 6 か月から少しずつ卵を与え始めることを推奨している．

⑪便秘

便秘とは，排便回数が 2 回以下/週で排便困難となる状態をいう．原因としては，母乳・ミルクや離乳食不足，消化管疾患，内分泌・代謝疾患などが考えられる．乳児の哺乳量が十分でも便秘が起こる場合は，3～5%濃度の砂糖湯 50 mL 程度を与える．離乳期であれば，月齢に応じてヨーグルトや乳酸菌飲料，果汁などを 50 mL 程度与えるとともに，食物繊維の多い海草類やいも類を取り入れる．

⑫災害時の母乳代替食品

災害発生時には，水や燃料が使えず育児用ミルクを確保できないことが多い．そのため，日本栄養士会は，災害時の乳幼児の栄養確保と保護のために，授乳婦や乳幼児のための避難所の環境整備に加え，母乳代替食品（乳児用調製粉乳・乳児用調製液状乳[注]）の備蓄を推奨している．

乳児用調製液状乳

乳児用調製液状乳（以下，乳児用液体ミルク）とは，液状人工乳を密封容器に封入して常温保存が可能で，調乳の必要がなく，消毒済み哺乳瓶に移してそのまま飲めるため，災害（地震，水害など）時に水や燃料を使わずに授乳ができる．2018（平成 30）年 8 月に乳児用液体ミルクの製造・販売等を可能とする改正省令等が公布されるとともに，特別用途食品としての乳児用液体ミルクの許可基準等が設定されて，基準に適合した製品の製造・販売が可能となった．

Chapter

2

成長期（幼児期，学童期，思春期）の生理的特徴と栄養管理

学習到達ポイント

- 成長期（幼児期，学童期，思春期）の身体の特徴について説明できる．
- 成長期の栄養評価に必要な評価法について説明できる．
- 成長期の食事と成長の関連に基づいた栄養管理について説明できる．
- 成長期の疾病，特徴的な食習慣・生活習慣について概説できる．
- 食生活に対する自己管理能力について説明できる．

成長期の栄養の目的は，幼児期，学童期および思春期における心身の成長の特徴を理解するとともに，この時期の健康を維持・増進させるために必要な栄養について理解し，その栄養管理を正しく実践することにある．そのためには，心身の成長が盛んなこの時期の身体の特徴とこの時期に特徴的な疾病の予防と改善のための栄養管理についての正しい知識を習得することが必要である．

1. 生理的特徴

発育・発達とは

成長期とは，幼児期，学童期および思春期をさす．1 歳の誕生日のころ約 75 cm だった身長は，思春期の終わりには成人とほぼ同じ身長にまで発育する．「発育」という言葉は，身長や体重の形態的増加に対して使用され，「発達」という言葉は機能面での成熟に対して用いられる．「成長」は，発育と同義語として用いる場合と，発育と発達を合わせたものとして用いる場合がある．本書では後者の意味で用いる．

子どもの発育・発達には次のような原則がある．

① 発育・発達には一定の秩序と順序がある
② 発育・発達は連続的であるが，一定の速度で進むものではない
③ 器官や臓器の発達には，決定的に重要な時期（臨界期）がある
④ 乳幼児の発育・発達は個人差が大きい

スキャモンの発育曲線

図 2-1 にスキャモンの発育曲線を示す．この曲線は，20 歳の時の各臓器

成長・発育・発達

医学，生物学などの領域では，「成長」は，身長や体重などの形態的な大きさや形が成熟に達するまでの変化をさす．「発達」は，機能的成熟をさす．「発育」は，「成長」と「発達」を総合した概念として用いられる．

これに対して，教育分野などの領域では，「発育」を形態的成熟とし，「発達」と合わせて「成長」と捉えることもある．

したがって，「発育」には，①〈狭義〉身体の形態的成熟，②〈広義〉身体の形態的かつ機能的成熟，の 2 つの意味がある．

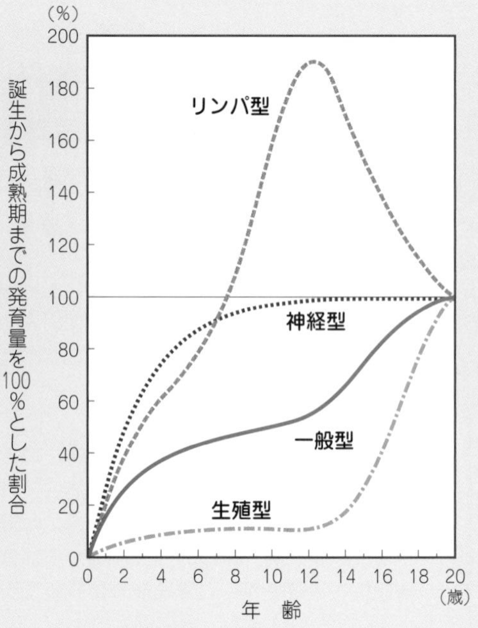

図 2-1 ● スキャモンの発育曲線

の重量を100%として年齢ごとにそれら臓器の重量を百分率で示し，4つのパターンに分類したものである．

・一般型…身長・体重や肝臓，腎臓などの胸腹部臓器の発育を示す．乳幼児期まで急速に発育し，その後は次第に穏やかになり，二次性徴が出現しはじめる思春期にふたたび急激に発育する．

・神経型…脳や脊髄などの神経系は，乳幼児期に著しい発育を示す．出生直後から急激に発育し，4〜5歳までには成人の80%程度に達する．

・リンパ型…リンパ組織や胸腺[注]などの発育も乳幼児期に著しい．免疫力は生後から12〜13歳までにかけて急激に向上し，成人のレベルを超えるが，思春期すぎからまた成人のレベルに戻る．

・生殖型…男児の陰茎・睾丸，女児の卵巣・子宮などの発育がある．学童期までは，わずかに発育するが，14歳ごろから急激に発育する．生殖器系の発育で男性ホルモンや女性ホルモンなどの性ホルモンの分泌も多くなる．

胸腺

ホルモンを分泌したり，T細胞の分化を行うリンパ組織．ヒトでは思春期に最大になり，それ以降は退縮する．

このように，身体は異なる発育スピードの組織から構築されており，成長期の子どもの発育・発達を特徴づけている．

身体各部位の発育・発達

図 2-2 に，身体各部の割合を示す．成長期の子どもは，大人の身体をそのまま小さくしたものではなく，身体各部の発育が年齢によって異なることが分かる．新生児では身長と頭長の割合は4：1であるが，脳および頭部がほかの部分に比べてもっとも速く発育することが分かる．次第に身長に対する頭長の割合は小さくなる．

表 2-1 にヒトの脳重量の変化を示す．脳の重量は出生時に350 g程度で，

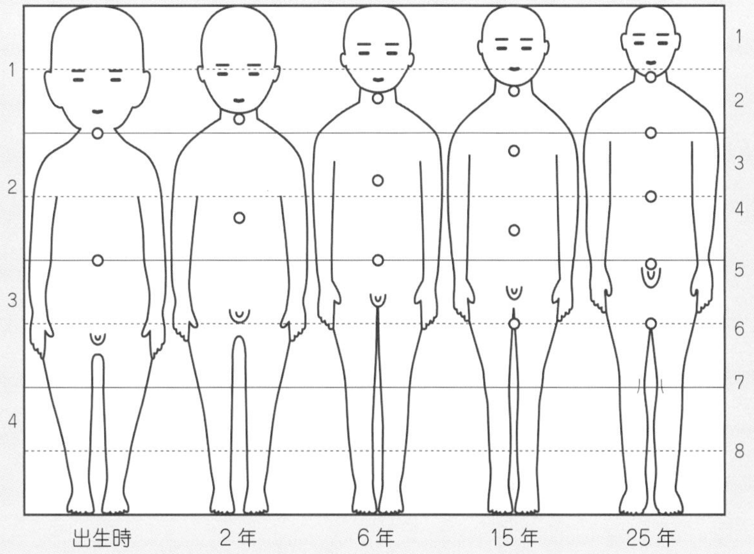

図 2-2 ● 身体各部の割合

(Stratz CH : Der Körper des Kindes und seine Pflege. Ferdinand Enke, 1903)

表 2-1 ● 脳重量の変化

年　齢	新生児	1～2 歳	5～6 歳	10～11 歳	15～16 歳	成　人
重量（g）	350	900	1,200	1,300	1,300	1,300

(古賀良彦，ほか編：脳と栄養ハンドブック．p 97，サイエンスフォーラム，2008)

成人の 1/4 程度にすぎないが，生後急速に増加して 3 歳ごろには成人の約 8 割，6 歳では約 9 割に達する．一方で，脳の神経細胞の数は約 140 億個といわれ，出生時にはほぼ揃っており，出生後にはほとんど増えない．

骨は化骨[注]によって成長する．骨の発達は，小児の成長の程度を知る重要な指標の一つであり，骨の標準的な成熟度に対応した月齢や年齢を骨年齢という．この骨年齢と実際の暦年齢を比較することにより，発育・発達の目安とすることができる（**図 2-3**）．

化骨

たんぱく質を主体とする軟骨組織であった部分に，カルシウムなどのミネラルが沈着し硬骨に変わっていく現象をいう．

骨年齢

骨年齢の判定は，化骨の中心となる化骨核の数と大きさ，骨端部の大きさや形状，輪郭の尖鋭度，骨端融合完成度などによって行われる．6 か月以降の子どもでは，特に手根骨の化骨数が有用であり，暦年齢にほぼ一致している．生後 5～6 か月ごろまでは手根骨の化骨が不明瞭であるため，足根骨や膝の骨の状態で判断する．

1）幼児期

幼児期とは，満 1 歳より小学校入学までをいう．乳児期と比べ，発育は緩やかとなるが，運動機能や精神機能の発達は著しい．この時期の毎日の食事は，基本的生活習慣の確立に大きな影響を及ぼす．

❶消化機能

消化機能は，まず咀嚼能力が高まる．**図 2-4** に一般的な歯の萌出時期を示した．乳歯はふつう生後 6 か月ごろからは生えはじめ，2 歳半から 3 歳くらいまでには 20 本の乳歯が生え揃う．下の乳中切歯から始まることが多いが，歯の萌出時期や順序は個人差が大きい．生える時期や咀嚼能力の発達に合わせて適度な硬さの食事を与え，噛むことを習慣づける．

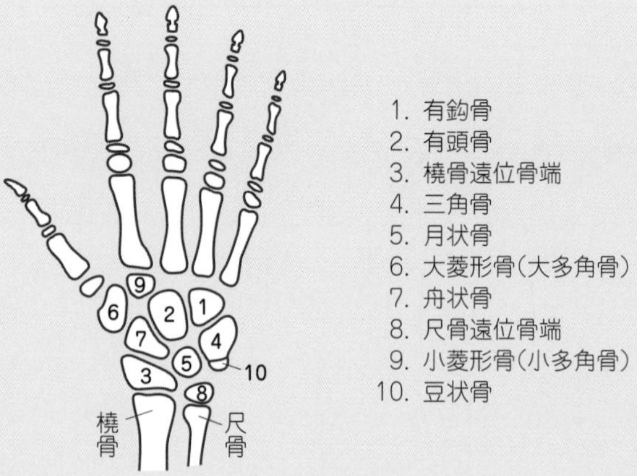

年齢	出生時	1～2	3～4	5～6	7～8	9～12
手根骨化骨数	0	3	5	8	9	10

図 2-3 ● 手根骨の化骨の化骨数

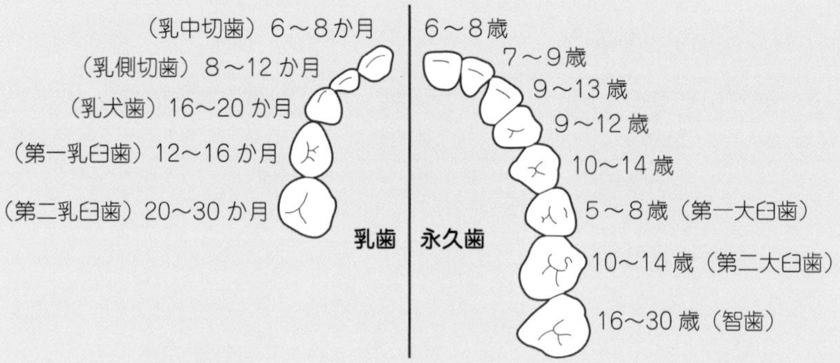

図 2-4 ● 歯の萌出時期

分泌される消化酵素は量，活性ともに高まる．幼児期 5 歳の胃の容量は 700～830 mL 程度になり，1 回あたりの食事量が増え，間食が減る．成人に比べ細菌に対する抵抗力や肝臓での解毒作用が低いので，衛生面には特に配慮する．

運動機能

比較的大きな筋群を使う全身の運動を粗大運動といい，手先のコントロールが要求される細やかな運動を微細運動という．手先の動きは反射的な動きから随意的な動きへ，大ざっぱな動きから細やかな動きへと変化する．5 歳児では，スキップをしたり，でんぐり返しをするようになる．微細運動では，はさみで絵を切り抜くことができる．

❷身体機能

骨格をはじめ内臓諸器官，筋肉の著しい発達が見られるため，運動機能は粗大運動および微細運動ともに発達する．また幼児期では，乳児期に比べ身長の伸びが著しいため細長い体型となり，立位，歩行，走る，跳ぶなどの動作も活発になり，運動量が増えエネルギー消費量が多くなる．

発育の評価のためには，体重，身長，頭囲，胸囲のほか，必要に応じて身体各部の測定が行われる．厚生労働省では 10 年ごとに乳幼児の身体測定を行っており，発育の評価に利用される．母子健康手帳には，3 パーセンタイルと 97 パーセンタイルの 2 本の曲線で 6 歳までの発育状態を示している．

❸精神機能

幼児期は言語の発達がめざましい．1 歳のころには，簡単な命令や要求を理解するようになり，「ちょうだい」などの手ぶりができる．2 歳では，「ママきれい」など 2 語文が言える．3 歳では，自分の姓名が言えるようになる．4 歳では，接続詞や前置詞を使用し，5 歳では数字やひらがなを拾い読みできるようになる．

2 歳ごろから自己主張が強くなり，玩具の取り合いなどで喧嘩になったりする．第一反抗期[注]と呼ばれるのは，2〜3 歳ごろである．ほかの子どもへの興味関心が増すが，コミュニケーション手段が未熟である．次第に集団生活の基本ができてくる．3 回の食事と間食は時間を決めて規則正しく食べる習慣を身につける．

2）学童期

学童期とは，6 歳から 11 歳までの小学校の 6 年間をさす．第一発育急進期の乳児期と比べると，身長や体重の増加の度合いは減少し，比較的ゆっくりと成長し，学童期前半は，ほぼ一定の割合で身体が成長する．しかし，学童期後半から女子では第二次性徴[注]が始まり，男女ともに思春期スパート[注]に備える時期でもある．

乳歯は 6 歳ごろから抜けはじめ，永久歯に替わる．図 2-4 に示したように最初に第一大臼歯（6 歳臼歯）が生え，あとはおおよそ中心から順に生え替わっていく．12〜13 歳ごろまでに第二大臼歯（12 歳臼歯）が生え，永久歯 28 本が揃う．智歯は，親知らずと呼ばれているものである．

学童期には精神機能も発達し，感情のコントロールができるようになる．生活の大半は学校で過ごし，友だちとの関わりが大きな位置を占める．記憶力や思考力も深まり，知的能力の発達もめざましい．食嗜好も完成する時期であり，規則正しい食生活と運動習慣，食育が重要となる．

3）思春期

思春期では，性ホルモン，成長ホルモンが盛んに分泌され，二次性徴，発育急進という大きな身体的変化が現れる．これらの変化は，性差や個人差も大きいので，これ以前のライフステージのように年齢や学齢で区分することは難しい．一般には，学童期後半から中学・高校の時期がこれに当たる．WHO のライフサイクルの定義では，第二次性徴の始まりから性機能が完成するまでの期間としている．

女子では，性腺刺激ホルモンにより，卵巣が発達し，卵巣より卵胞ホルモン（エストロゲン）が分泌され，男子よりも早く生殖腺機能が発達する．乳腺が発達し，初経が起こり，骨盤の発育，皮下脂肪の増加などにより女性特有の体型になる．男子では，性腺刺激ホルモンにより，精巣から男性ホルモン（アンドロゲン）の分泌が増加し，声変わりや精通が見られ，ひげ，胸毛などが生え，筋肉が発達して男性特有の体型になる．

第一反抗期

反抗期とは精神発達の過程で，著しく反抗的な態度を示す時期をいう．一般的に，自我意識の強まる 3 歳ごろと思春期の 2 期があり，前者を第一反抗期，後者を第二反抗期という．

第二次性徴

思春期に出現する性成熟をさし，男性では声変わり，筋骨の発達など，女性では乳房発達，初経などが起こる．

思春期スパート

成長過程において，著しく発育する状況をスパート（発育急進）という．その時期は乳児期と思春期である．思春期のものを思春期スパートと呼ぶ．

身体的変化に伴って，精神的にも自己確立に向けて大きく変化するので，心理的に不安定になる時期でもある．自分の価値観を作り上げ，自己形成をしていく時期である．そのため，大人と子どもの間で揺れ動く複雑で不安定な精神状態となる．これらの精神的不安定さが食行動の異常などに結びつくこともある．思春期を第二反抗期ともいう．

2. 栄養評価

1）幼児期

❶身体計測

幼児期の身体計測では，身長，体重，胸囲，頭囲などを計測し，基準値との比較および発育曲線により発育状態を判定する．幼児期は，乳児期よりも成長速度は緩やかになる．体重の増加は，1 歳から 2 歳にかけては約 2.5 kg であるが，その後は 1 年間に約 2 kg とほぼ一定の割合で増加する．6 歳では，体重は出生時の約 6 倍，身長は約 2 倍強となる．

乳幼児の身体発育の評価は，厚生労働省が発表する乳幼児身体発育曲線（パーセンタイル曲線）や体格指数としてカウプ指数[注]を用いる．

カウプ指数

乳児期の体格指数．体重と身長を組み合わせた指数により，栄養状態を評価．

a）幼児身体発育曲線（図 2-5）による評価

曲線に各自の体重と身長をプロットし，発育の状態を判定する．身長と体重がこの曲線のカーブに沿って発育していれば，特に問題はない．曲線が急激に上向きや下向きになった場合には，過栄養や低栄養，あるいは何らかの疾病が潜んでいないか注意する（p. 13 小コラム参照）．

b）体格指数による評価

カウプ指数を用いる．カウプ指数は通常，2 歳以下の乳幼児の栄養状態の判定に用いられ，体重(kg)/身長(cm)^2×10^4 で求められる．**表 2-2** にその判定基準を示す．

❷臨床検査

血清たんぱく質や血清アルブミン濃度はたんぱく質摂取量の判定，ヘモグロビン[注]濃度は貧血の判定，血清総コレステロールや中性脂肪値は脂質やエ

ヘモグロビン（Hb）

赤血球中の血色素．赤血球数，Hb 濃度，ヘマトクリットの 3 者から平均赤血球指数を計算し，貧血の診断に応用．

表 2-2 ● カウプ指数判定基準

	乳 児	1 歳児	2～3 歳児	4～5 歳児
ふとり過ぎ	20 以上	19 以上	18.5 以上	18 以上
ふとり気味	18～20	17.5～19	17～18.5	16.5～18
普　通	16～18	15.5～17.5	15～17	14.5～15.5
やせ気味	14.5～16	14～15.5	13.5～15	13～14.5
やせ過ぎ	14.5 以下	14 以下	13.5 以下	13 以下

カウプ指数＝体重(kg)/身長(cm)^2×10^4
通常 2 歳以下の乳幼児の栄養状態の判定に用いる．

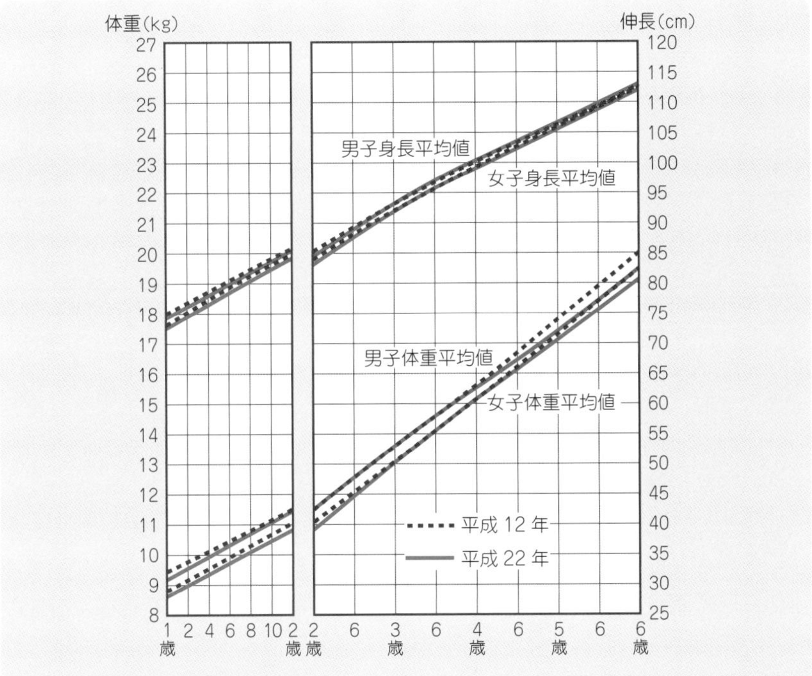

図 2-5 ● 幼児身体発育曲線
（平成 23 年度厚生労働科学研究費補助金：乳幼児身長発育評価マニュアル．p. 10，2012）

ネルギー摂取量の判定の指標として用いられる．小児の検査値と判定について注意すべきことは，多くの場合，年齢によって判定基準が異なることである．幼児期の赤血球，ヘモグロビン，ヘマトクリット値[注]は成長に伴って上昇する．

東京都予防医学協会が実施している「小児生活習慣病予防健診」では，肥満度の算出，血圧測定，総コレステロール，HDL-コレステロールおよびLDL-コレステロール値などの測定と貧血検査が行われている．**表 2-3** に，小児（学童期）の血清脂質の判定基準を示す．

ヘマトクリット値（Ht）
全血液中に占める血球の容積百分率のこと．測定が簡単で正確度が高いため血液性状を表す有効な指標．

❸臨床診査

年齢に応じた心身の発育・発達状態，口腔内の状態と口腔機能の発達など

表 2-3 ● 小児（学齢期）の血清脂質の判定基準

血清総コレステロール（TC）	正常域　≦90 mg/dL（75 パーセンタイル） 境界域　190〜219 mg/dL 高　値　≧220 mg/dL（95 パーセンタイル）
血清 LDL-コレステロール（LDL-C）	正常域　≦110 mg/dL（75 パーセンタイル） 境界域　110〜129 mg/dL 高　値　≧130 mg/dL（95 パーセンタイル）
血清トリグリセライド（TG）	高　値　≧140 mg/dL（95 パーセンタイル）
血清 HDL-コレステロール（HDL-C）	低　値　≦40 mg/dL（5 パーセンタイル）

（日本循環器学会，ほか：虚血性心疾患の一次予防ガイドライン．2012 年改訂版，2012）

表 2-4 ● 食事行動の発達状況

食事行動	初年齢	食事行動	初年齢
自分でコップを持って飲める	1 歳前半	汁物をこぼさないように飲める	2 歳前半
自分でさじ・フォークを持って食べられる	1 歳後半	食事の挨拶ができるようになる	2 歳前半
一人で食事をしようとする	1 歳後半	一人で，大体食事ができる	2 歳後半
家族と一緒に食事ができる	1 歳後半	箸を使って食べる	3 歳
一人で汁物が飲める	1 歳半	箸と茶碗を両手で使うことができる	3 歳
スプーンと茶碗を両手で使うことができる	2 歳前半	食事をこぼさないように食べる	4 歳
		完全に一人で食事ができる	4 歳

（山口規容子，ほか：新　育児にかかわる人のための小児栄養学．改訂第 3 版，診断と治療社，2010）

を観察する．臨床診査は，栄養状態の評価のために視診[注]，問診[注]などを行い判定する．幼児の場合には，体格，顔色や顔貌，爪，毛髪などから判断し，機嫌や活動性も見る．

視診

患者の観察により得る情報．皮膚（爪），毛髪，口腔内状態，全身状態などから何らかの所見を収集．

問診

栄養評価の導入部．主訴，既往歴，現病歴，体重歴，家族構成などを患者あるいは家族から聞き取ること．

❹食事調査

幼児期の始まりは，離乳が完了し幼児食へと移行する時期である．離乳の過程で軟らかいものばかり与える，あるいは硬いものばかり与えることで，咀嚼や嚥下がうまくできなくなる場合もあるので，摂食機能の発達のためにも離乳の進め方は大切である．

食事のパターンとリズム，偏食の有無，嗜好の偏り，間食の度合い，咀嚼力などを調査する．また，成長過程に応じた食行動を指導し，食事の自立へと導く．発達段階に応じた食事環境を整える．1，2 歳ではスプーンを持って食べるようになるが，まだまだ手づかみ食べの多い時期である．年齢に応じて，コップから飲むことや箸の持ち方・使い方を覚えさせる（**表 2-4**）．

❺成長期の食事摂取基準の考え方

成長期の食事摂取基準は第 4 巻の巻末資料を参照のこと．

a）エネルギー

成長期では，身体活動に必要なエネルギーに加えて，成長のためのエネルギーをプラスして摂取する．それが組織合成に要するエネルギーと組織増加分のエネルギー（エネルギー蓄積量）である．そのうち，組織の合成に消費されるエネルギーは総エネルギー消費量に含まれるため，推定エネルギー必要量（kcal/日）は，

推定エネルギー必要量(kcal/日)

＝基礎代謝量(kcal/日)×身体活動レベル＋エネルギー蓄積量(kcal/日)

として算出できる．

1～2 歳と 3～5 歳では，身体活動レベルの区分はされていない．幼児期の身体活動レベルはⅡ（ふつう）のみである．

b）たんぱく質

1～17 歳の成長期におけるたんぱく質の推定平均必要量は，要因加算法を用いて，たんぱく質維持必要量と成長に伴い蓄積されるたんぱく質量から算出された．利用効率は体重維持の場合のたんぱく質利用効率である．

要因加算法

カルシウムや鉄の推定平均必要量や推奨量は要因加算法を用いて算定される．たとえばカルシウムの推定平均必要量は，性および年齢階級別の参照体重をもとにして，体内蓄積量，尿中排泄量，経皮損失量を算出し，これらの合計を見かけの吸収率で除し，算出される．

推定平均必要量算定の参照値(g/kg 体重/日)
=(たんぱく質維持必要量÷利用効率)+(たんぱく質蓄積量÷蓄積効率)
推定平均必要量(g/日)
=推定平均必要量(g/kg 体重/日)×参照体重(kg)

推奨量は,推奨量算定係数を成人と同じ1.25として次式により算出される.

推奨量(g/日)=推定平均必要量(g/日)×推奨量算定係数

たんぱく質維持必要量は,窒素出納試験成績により得られた値の平均値である0.67 g/kg 体重/日が採用され,尿と便以外のその他の窒素損失は,6.5 ±2.3 mg 窒素/kg 体重/日として,たんぱく質維持必要量が算出された.

c) 脂質

総脂質のエネルギー比率は,目標量として総エネルギーの20〜30%とされている.飽和脂肪酸,n-6 系脂肪酸,n-3 系脂肪酸の目標量は,学童期では設定されていない.

d) ミネラルおよびビタミン

水溶性ビタミンのうちビタミン B_1,ビタミン B_2,ナイアシン,ビタミン B_6,ビタミン B_{12},葉酸,ビタミンCには,1歳以上で推定平均必要量・推奨量が設定されている.パントテン酸とビオチンについては,目安量が設定されている.これは,推定平均必要量を設定できる十分なデータが得られていないためである.脂溶性ビタミンでは,ビタミンAは推定平均必要量・推奨量と耐容上限量が,D・Eは目安量と耐容上限量が,Kには目安量が算定されている.

多量ミネラルは5種類,微量ミネラルは6種類について成長期の食事摂取基準が設定されている.耐容上限量については,必要な根拠データがないことから成長期では設定されていない栄養素が多いが,サプリメントなどの選択や摂取には成人以上に慎重であるべきである.

2) 学童期

学童期の身体発育の評価は,文部科学省による学校保健統計調査が基準となる.学童期前半では発育曲線の上昇がなだらかになり,発育速度が遅くなる.しかし,学童期後半になると,身長や体重が急速に増加しはじめ,発育曲線の上昇が著しくなる.これを第二発育急進期という.第二発育急進期においてもっとも発育のスピードが速くなる時期のことを発育スパートという.

発育スパート
ヒトの発育過程において,身長や体重が著しく増加することを発育急進または発育スパートという.第一発育急進期は出生から1歳までの乳児期の1年間であり,第二発育急進期は思春期のころをいう.

❶身体計測

a) 身長体重発育曲線による評価

2006年度から,学校における児童・生徒の健康診断では,身長と体重のパーセンタイル値発育曲線を用いて「肥満」や「やせ」といった栄養状態の評価を行っている.厚生労働省の乳幼児身体発育調査と文部科学省の学校保健統計調査の結果から,**図 2-6** に示すパーセンタイル値を用いた身長と体重の発育曲線作成基準図が作成されている.判定方法は,幼児期の場合と同様に,発育曲線のカーブに沿って発育しているかを評価する.

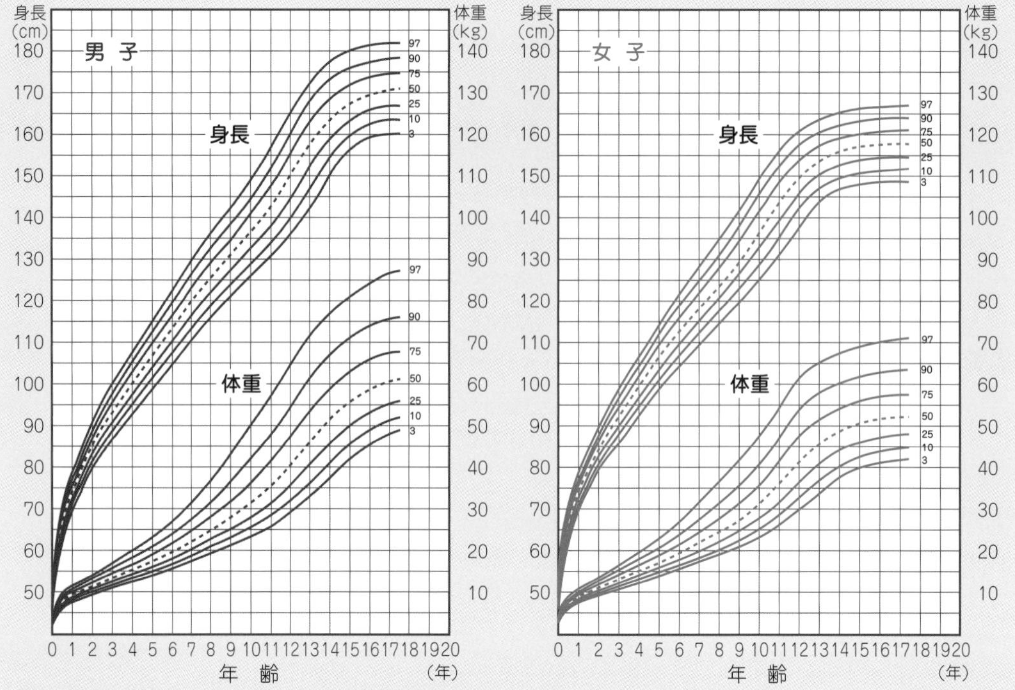

図 2-6 ● 身長と体重の発育曲線作成基準図

（日本学校保健会：児童生徒の健康診断マニュアル．改訂版，p 39-42，2006）

b）体格指数による評価

この時期は，ローレル指数（**表 2-5**）により身長と体重のバランスを見る．ローレル指数は，身長によって大きく変動するので，1 人の児童の経時変化を判定するには適当ではなく，体格指数による判定は，発育の過程によっては必ずしもすべてに適用できない．身長の 3 乗により求めるローレル指数では誤差が大きくなると考えられる．

❷臨床検査

臨床検査は通常，疾病が疑われる以外では学童期には実施しないが，**表 2-6** に学童期の臨床検査値の一覧を示す．臨床検査値は，年齢によるばらつきが大きく，発育過程の学童期の基準値を示したものは少なく，また文献に

表 2-5 ● ローレル指数判定基準

	判定基準
ふとり過ぎ	160 以上
ふとり気味	160～145
標　準	145～115
やせ気味	115～110
やせ過ぎ	100 以下

ローレル指数 = 体重(kg)/身長（cm)^3 × 10^7
2 歳以上の幼児および学童に対して用いる．

表 2-6 ● 学童期の臨床検査項目

血圧（mmHg）	収縮期　110～120 拡張期　40～90
総たんぱく質（g/dL）	6.3～8.0
A/G 比	1.3～2.5
総コレステロール（mg/dL）	130～181
中性脂肪（mg/dL）	72～106
空腹時血糖（mg/dL）	小児期　60～100 思春期　70～105
ヘモグロビン（g/dL）	12.8～14.6
ヘマトクリット（%）	37.7～43.1

よっても値は異なる．

❸臨床診査

臨床診査では，身体活動，食生活，生活習慣などを調査する．不規則な生活習慣や精神的なストレスから，食欲不振や不定愁訴[注]を訴えることも多い．この時期特有の心の問題にも留意する．

不定愁訴

身体の特定の部位によらない多種多様な自覚症状をさす．頭重，めまい，発汗，動悸，胃部不快感などさまざまあり，器質的病変はない．

❹食事調査

食事調査は，食生活ばかりでなく，身体活動調査も重要となる．カルシウムや鉄の要求量は大きいが，充足させるのは難しい．潜在性の欠乏症になっていないかを調査する．学童期の児童の昼食は，1 年の半分は学校給食となる．

❺食事摂取基準

学童期の食事摂取基準の考え方については幼児期を参照のこと．学童期は，年齢が 6～7 歳，8～9 歳および 10～11 歳の 3 区分となっている．**表 2-7** に学童期の基礎代謝量と身体活動レベルを示す．

表 2-7 ● 基礎代謝量と身体活動レベル

性　別	男　児			女　児		
年　齢	基礎代謝基準値（kcal/kg 体重/日）	参照体重（kg）	基礎代謝量（kcal/日）	基礎代謝基準値（kcal/kg 体重/日）	参照体重（kg）	基礎代謝量（kcal/日）
6～7 歳	44.3	22.2	980	41.9	21.9	920
8～9 歳	40.8	28.0	1,140	38.3	27.4	1,050
10～11 歳	37.4	35.6	1,330	34.8	36.3	1,260

身体活動レベル ＼ 年　齢	レベルⅠ（低い）	レベルⅡ（ふつう）	レベルⅢ（高い）
6～7 歳	1.35	1.55	1.75
8～9 歳	1.40	1.60	1.80
10～11 歳	1.45	1.65	1.85

〔日本人の食事摂取基準（2020 年版）．2019〕

3）思春期

❶身体計測

思春期は，個人差・性差があるので年齢区分は難しいが，ここでは中学・高校期として扱う．思春期は，発育スパートの後に第二次性徴が始まり，身体の変化が著しい．思春期は乳児期に次いで発育速度が大きいので，第二発育急進期と呼ばれている．発育スパートには男女差があり，一般には女子のほうがおよそ2年早く起こる．

平成30年度学校保健統計調査によると，30年前の親世代に比較して身長・体重ともに大きくなっていることが報告されている．発育スパートの時期は，親の世代に比較して男子では親の世代と同じ12歳時となっており，女子は1歳（9歳時）の早期化が報告されている（**図2-7**，**図2-8**）．

発育・発達の評価指標として，身長，体重，体格指数，体重変化，体組成などがある．成長期では，身長と体重の変化が著しく個人差が大きいので，性・年齢別だけでなく，個人別の健康管理が特に大切である．この時期の体格指数としては思春期前期ではローレル指数，それ以降ではBMIを用いる．

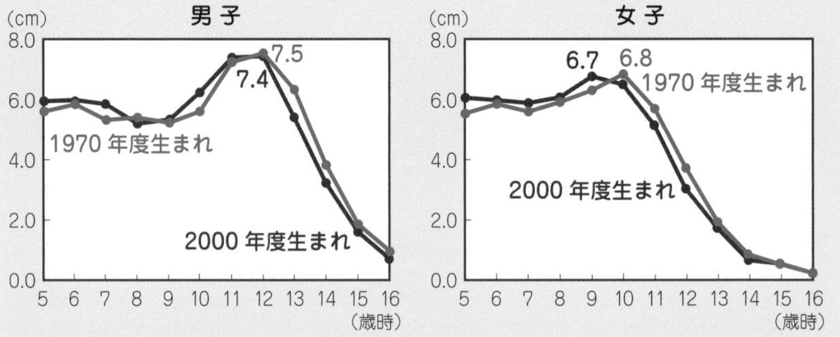

図2-7 ● 2000年度生まれと1970年度生まれの者の年間発育量の比較（身長）

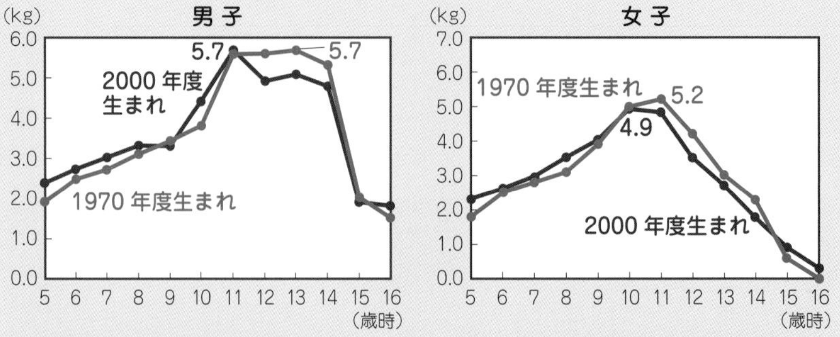

図2-8 ● 2000年度生まれと1970年度生まれの者の年間発育量の比較（体重）

極端な低体重は，神経性やせ症（神経性食欲不振症，p 64 参照）の疑いがあるので，注意する必要がある．

❷臨床検査

思春期の臨床検査値を**表 2-8** に示す．

思春期の女子の貧血は，栄養性に起因する鉄欠乏性貧血が多く見られる．貧血の指標としては，ヘモグロビン濃度，赤血球数，ヘマトクリット値などが貧血の検査に用いられる．フェリチンは，鉄貯蔵たんぱく質の一つで，血清フェリチン濃度は貯蔵鉄量と細胞の破壊に依存すると考えられている．

❸臨床診査

生殖器官の発達に伴い，女子では皮下脂肪が増した丸みを帯びた体型になり，乳房の発達が見られる．男子では筋肉が発達し，変声が見られる．これらの第二次性徴に伴い，女子では初経，男子では精通を見る．第二次性徴発現や心身の不調に注意する．

思春期の心は不安定であり，ストレスを抱えやすい時期である．日本学校保健会の「平成 28～29 年度児童生徒の健康状態サーベイランス事業報告書」によると，中学生および高校生では睡眠不足を感じている者は 5～6 割，気分の落ち込みのせいで何もする気にならないことがあると答えている者は 5～6 割，身体の「だるさ」や「疲れやすさ」を感じることがある者（「しばしば」と「ときどき」の合計）は 5～6 割いるという結果である．

❹食事調査

思春期は骨の成長期に当たるため，その時期に十分な栄養をとらないことは将来骨粗鬆症[注]のリスクを高めることになり，生涯の健康にとって悪影響をもたらす．思春期に始まることの多い食欲不振症は，やせ願望による過度のダイエットが発症のきっかけになることが多い．

骨粗鬆症

骨吸収が骨形成を上回る状態が続いて骨量が減少したため，骨強度が低下し，骨折しやすくなる全身性の骨格の疾患．

生活習慣病の胎児期起源説も確認されてきており，妊娠中だけでなく思春期から 20 歳代にかけてのやせ・やせ願望は，次世代の子どもに影響することが危惧されている．思春期は，発育・発達のために必要十分な栄養素を摂取する必要があるが，加えてスポーツや運動により身体活動量も増加するので，その消費量に見合った栄養素の補給が必要である．栄養素必要量は，人の一生のなかでもっとも高いが，やせ願望によるダイエットや偏った食品選択，不規則な食生活などの要因からバランスの悪い栄養素摂取に陥り，その結果，肥満症，骨粗鬆症，脂質異常症，高血圧症などの生活習慣病，あるいはその予備群になる可能性が高い．

❺食事摂取基準

思春期の食事摂取基準の考え方については幼児期を参照のこと．推定エネルギー必要量が一生のなかで最大になるこの時期には，エネルギー代謝に関与しているビタミン B_1，B_2，ナイアシンの必要量も増す．ビタミン D は，カルシウムとリンの代謝調節に重要であり，腸管でのカルシウムの吸収を促

表 2-8 ● 思春期の臨床検査項目

臨床検査		基準値	
測定項目	略　号	男	女
尿量　mL/日		1,000～1,500	
尿 pH		5.0～7.5	
尿の比重		1.003～1.030	
最高血圧　mmHg		105～130	95～120
最低血圧　mmHg		58～78	57～75
赤血球数　/μL	RBC	410～530 万	380～480 万
ヘモグロビン量　g/dL	Hb	14～18	12～16
ヘマトクリット値　%	Ht	40～48	36～42
赤血球沈降速度（1 時間値）　mm	ESR	2～10	3～15
白血球数　/μL	WBC	4,000～9,000	
血小板　/μL		12～40 万	
血清総たんぱく　g/dL	TP	6.5～8.1	
血清アルブミン　g/dL	Alb	4.1～5.1	
血糖　mg/dL	FBS	60～110	
総コレステロール　mg/dL	T-Ch	130～220	
中性脂肪　mg/dL	TG	55～150	
血中尿素窒素　mg/dL	BUN	7～19	
クレアチニンクリアランス　mL/分/1.48 m^2	Ccr	90～120	80～110
コリンエステラーゼ　U/L	ChE	172～457	
成長ホルモン　ng/mL	GH	1.5	0.2～9.0
黄体形成ホルモン　mIU/mL	LH	1～10	卵胞期 1～16
			排卵期 3～90
卵胞刺激ホルモン　mIU/mL	FSH	1～15	卵胞期 1～14
			排卵期 3～25
エストロゲン（エステロン）（女性ホルモン）　pg/mL	E2	30～60	卵胞期 10～60
			排卵期 25～100
プロゲステロン　ng/mL		0.1～0.3	卵胞期 0.3～1.0
			排卵期 1.0～5.0
テストステロン（男性ホルモン）　ng/mL		4.0～8.0	0.2～0.6
ナトリウム　mEq/L	Na	135～147	
カルシウム　mg/dL	Ca	8.5～10.1	
カリウム　mEq/L	K	3.5～5.0	
鉄　μg/dL	Fe	60～200	50～160
総鉄結合能　μg/dL	TIBC	253～365	246～410
銅　μg/dL	Cu	70～130	
マグネシウム　mEq/L	Mg	1.7±0.3	
リン　mg/dL	P	2.4～4.3	
免疫グロブリン G　mg/dL	IgG	850～1,800	
免疫グロブリン M　mg/dL	IgM	40～230	
免疫グロブリン A　mg/dL	IgA	80～400	
免疫グロブリン E　U/mL	IgE	400	
免疫グロブリン D　mg/dL	IgD	9	

（灘本知憲，ほか編：応用栄養学．第 2 版，p 113，化学同人，2010 を一部改変）

進する働きがある.

3. 栄養管理

1）幼児期

幼児期の栄養に関わる問題には肥満と低栄養状態，う歯，脱水，食物アレルギー，周期性嘔吐症などがある．食生活では，欠食や偏食，個食や孤食など，生活習慣の乱れの問題もある．

❶やせ・低栄養と過体重・肥満

幼児期の肥満とやせの判定には，身長と体重の発育曲線を利用する．これは，1歳以上の子どもについて，身長に対する体重の値を，身長の2次式（体重＝a×身長^{2}＋b×身長＋c）によって表したものである．±15％以内を普通，－15％～－20％をやせ，－20％以下をやせすぎ，＋15％～20％を太りぎみ，＋20％～＋30％をやや太りすぎ，30％以上を太りすぎとしている．

図 2-9 にやせおよび肥満の判定に用いる発育曲線を示す．

やせでは，一般的に食事で十分なエネルギーを得ていないか，またはたんぱく質，ビタミン，微量ミネラルを欠く食事をしている．低栄養の一般的な形態は，たんぱく質・エネルギー栄養失調（protein-energy malnutrition；PEM）と微量栄養素栄養失調に分けられる．エネルギーとたんぱく質がともに欠乏した状態はマラスムスとなり，皮下脂肪，筋肉量の低下は著しいが，血清アルブミン値は維持されている．たんぱく質の極度の摂取不足ではクワシオルコルを引き起こす．顔・腕・手足の浮腫，筋力低下，肝腫脹，毛髪の異常，無気力，低身長などの症状が現れる．

肥満には二次性肥満[注]と原発性肥満[注]がある．幼児期の肥満の場合には，基本的には極端なエネルギー制限は行わない．成長期の身長の伸びを利用し，運動療法も併用しながら標準体重に近づけるようにする．食事摂取基準を参考に，個人差を考慮しながら栄養管理を行う．

個食と孤食

個食とは，家族が同じ食卓についていても別々のものを食べる，あるいは個室で別々のものを食べることである．家族一人ひとりが食べたい時に食べる個食では，カップ麺や一品料理などが多くなる．孤食とは，食事を1人で食べることをいう．楽しいはずの食事だが，朝食を子どもだけで食べる割合が増えることにより，心身に及ぼす影響が懸念される．

マラスムスとクワシオルコル

エネルギーとたんぱく質の両方が欠乏している場合をマラスムスという．栄養性のるい痩で，発育障害が見られる．その一方，エネルギーは充足しているがたんぱく質が欠乏している状態をクワシオルコルという．低アルブミン血症，浮腫などが見られる．

二次性肥満と原発性肥満

二次性肥満は何らかの疾患が原因であるもの，原発性肥満はエネルギーの過剰摂取や運動不足によるものである．幼児期の肥満の多くは原発性肥満．

COLUMN

予備群って？

一般に，「生活習慣病予備群」という表現は，現時点では「生活習慣病」と判定されていないが，現状のままの生活を続けていると確実に「生活習慣病」に至る人たちをさすものとして，医療現場や国民健康・栄養調査，マスコミなどで広く使われている．しかし，違和感を感じる表現である．なぜなら，「予備」とは，〈あらかじめ備えること．前もって用意しておくこと．また，そのもの〉であり，「予備群」という言葉の元になったと思われる「予備軍」とは，〈不測の事態に備えて，適宜配備・充足するための軍〉のこと，であるからだ．

この本来の意味を「生活習慣病予備群」に当てはめると，〈不測の事態，すなわち生活習慣病の患者数が減少した場合に，その減少を補うために前もって準備して待ちかまえている集団〉となってしまう．したがって，「生活習慣病」に至る危険性が高い集団を表現することが本来の目的であれば，「生活習慣病危険群」あるいは「生活習慣病ハイリスク群」などの新たな表現に改める必要がある．

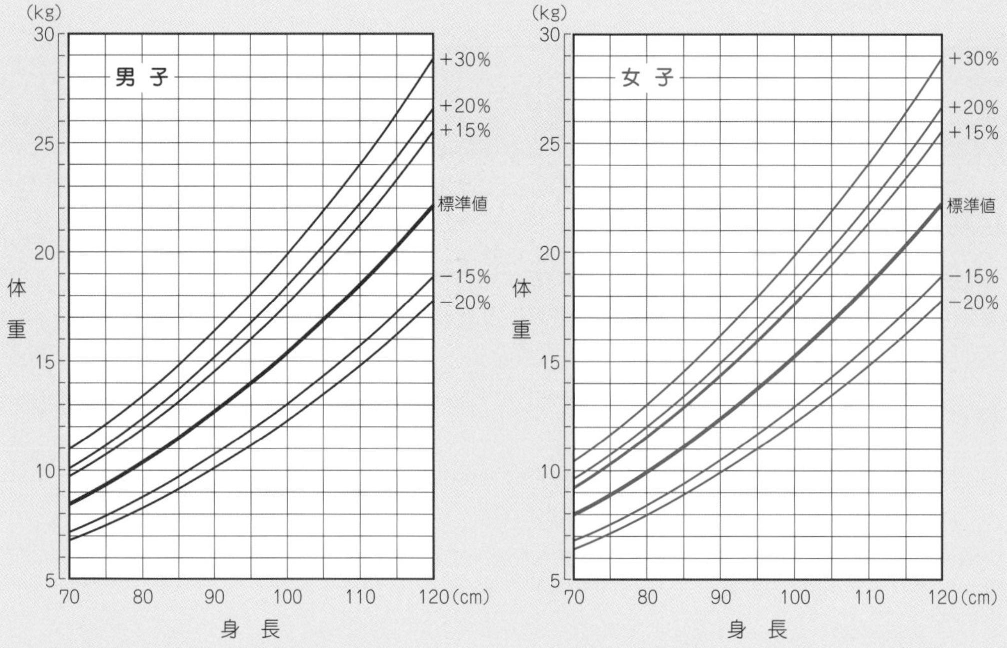

近似式：$Y=0.002226X^2-0.1471X+7.8033$

近似式：$Y=0.002091X^2-0.1139X+5.7453$

図 2-9 ● 幼児の身長体重曲線

（厚生労働省：平成 22 年乳幼児身体発育調査報告書．2010）

表 2-9 には日本肥満学会が発表している小児の肥満判定基準を示す．

❷脱水

脱水とは，水と電解質のバランスが崩れて体内水分量が減少した状態をいう．脱水になる原因は，摂取水分が不足しているか，あるいは下痢，嘔吐，周期性嘔吐症などにより体内から水分が失われるためである．

幼児は体内水分量や細胞外液の割合が成人に比べて大きく，不感蒸泄量も多い．体重に占める水分の割合は，幼児では約 70%である．必要とされる水分摂取量は，体重 1 kg あたり 100〜120 mL とされる．成人では 50 mL/kg 体重とされることから，体重 1 kg あたりで考えると成人の約 2 倍の水分を必要とする．下痢・嘔吐，発熱や暑熱環境下では，水分の補給を十分にするとともに，ミネラルの補給にも留意する．

❸う歯

う歯（むし歯）は，口腔内の細菌が糖質から作った酸によって，歯質が脱灰されて起こる．口腔内には多くの細菌が存在するが，う歯に関係する重要な菌はストレプトコッカス・ミュータンスであり，歯周病[注]とならび，歯科の二大疾患の一つである．特に歯牙萌出後の数年は，石灰化度が低いためう歯になりやすい．

この常在菌は，口腔内の歯垢（プラーク）や糖質を原料に，乳酸などの酸を産生し，歯の表面のエナメル質を溶かす．唾液は，この酸性に傾いた口中

周期性嘔吐症

自家中毒，アセトン血性嘔吐症ともいわれる．幼児期に好発し，性差はない．思春期になると自然に治癒することが多い．感染，過労，精神的緊張などを誘因として嘔吐を繰り返す状態をいう．本質的な原因は分かっていないが，主に情動や中枢性刺激が，大脳辺縁系，次いで中枢の嘔吐中枢や自律神経中枢を興奮させ，嘔吐が増えるといわれている．

歯周病

歯周組織に現れる病変の総称．原因には歯垢や歯石など，咬合不具合，口呼吸などがある．

表 2-9 ● 小児の肥満症の診断基準（抜粋）

肥満の判定

6 歳以上 18 歳未満の小児では肥満度が 20% 以上，かつ有意に体脂肪率が増加した状態
体脂肪率の基準値
　男：25% 以上　女 11 歳未満：30%以上，11 歳以上：35%以上

肥満症の定義

肥満症とは肥満に起因ないし関連する健康障害（医学的異常）を合併するか，その合併症が予測される場合で，医学的に肥満を軽減する治療を必要とする病態をいい，疾患単位として取り扱う

肥満症診断

A 項目：肥満治療を必要とする医学的異常
B 項目：肥満と関連が深い代謝異常
参考項目：身体的因子や生活面の問題
肥満の程度を勘案して判定する方法
　(1) A 項目を 1 つ有するもの
　(2) 肥満度が +50%以上で B 項目の 1 つ以上を満たす
　(3) 肥満度が 50%未満で B 項目の 2 つ以上を満たすものを小児肥満症と診断する
　(参考項目は 2 つ以上あれば，B 項目 1 つと同等とする)

診断基準に含まれる肥満に伴う健康障害

A 項目
　1) 高血圧
　2) 睡眠時無呼吸症候群などの換気障害
　3) 2 型糖尿病・耐糖能障害
　4) 内臓脂肪型肥満
　5) 早期動脈硬化症
B 項目
　1) 非アルコール性脂肪性肝疾患（NAFLD）
　2) 高インスリン血症かつ/または黒色表皮症
　3) 高 TC 血症かつ/または高 non HDL-C 血症
　4) 高 TG 血症かつ/または低 HDL-C 血症
　5) 高尿酸血症
参考項目
　1) 皮膚線条などの皮膚所見
　2) 肥満に起因する運動器機能障害
　3) 月経異常
　4) 肥満に起因する不登校・いじめなど
　5) 低出生体重児または高出生体重児

（日本肥満学会編：小児肥満症診療ガイドライン 2017．ライフサイエンス出版，2017）

をアルカリ性に戻す働きがあり，再石灰化に影響する．酸産生の原料となる糖質には砂糖やでん粉などがあるが，酸産生能は砂糖の主成分であるスクロースがもっとも高く，キシリトール[注]は低い．

う歯発生頻度は，間食の回数が多いほど，また菓子からのエネルギー比率が大きいほど高い．野菜や果物は歯に対する脱灰能[注]はきわめて低い．予防には正しい歯磨きとフッ素塗布が有効である．

キシリトール
糖アルコールの一つであり，キシロースを還元して作った甘味料．

脱灰能
食品停滞量と酸産生量の積であり，脱灰能の高いものほど，う歯になりやすい．

❹偏食，食欲不振

幼児期には，食べ物に対する好き嫌いの感情をはっきりと表すようになる．栄養学的に代替できる食品を摂取可能な場合，あるいは数種類の食品に限って嫌う場合などは，特に影響を及ぼすことはない．この時期の偏食は固定化していないことが多いので，間隔を空けて出したり，切り方や盛り付けを工夫することで解消する場合もある．さらに，食材を自分で栽培したり調

理すると，食材に対する興味もわき，食べられるようになることもある．

食欲不振に関しては，幼児期の食欲は個人差が大きい．また，同じ子どもであっても日によって食欲の変動が大きいこともある．食欲不振の原因を探ることも大切である．生まれつき食が細い子もいる．食事の時間を空腹で迎えられるように生活のリズムを整えることが大切である．

❺食物アレルギー

食物アレルギーの定義と分類は，p 40 を参照のこと．

発症は，消化機能の未発達な乳幼児に多いが，成長とともに軽減することが多い．食物アレルギーの原因抗原の診断は，パッチテスト[注]などの皮膚テスト，RAST 法[注]などの血中特異的 IgE 抗体[注]測定により原因アレルゲンを同定する．アレルゲンとなる物質，すなわち抗原はたんぱく質が多い．しかし，たんぱく質以外の物質でもアレルギーを引き起こすことがある．

表 2-10 に幼児期アレルギーの新規発症例の原因食物を示す．年齢によって原因物質は異なるが，どの年齢でも多いのは鶏卵である．鶏卵，乳製品，小麦が乳児・幼児早期の即時型食物アレルギーの主な原因物質である．母乳も異種たんぱく質であるためアレルゲンとなる場合がある．さらに，大豆やそばのほかに果物（りんご，もも，マンゴー，キウイフルーツなど）など動物性食品以外にも見られる．アナフィラキシーショックを起こす危険性のある小麦，そば，卵，乳類，落花生，えびおよびかにの 7 品目を含む加工食品については，食品衛生法においてアレルギー物質と規定され，「特定原材料名表示」のなかでアレルギー表示が義務化されている（**表 2-11**）．そのほかの 21 品目に関しては，アレルギー表示が奨励されている食品である．

治療は，除去食療法と減感作療法が行われる．除去食療法では，原因食品を特定して食事により抗原を除去する．そのため，栄養面を考慮しアレルゲンを含まない代替食品を用いて栄養の確保を図る．除去食療法では，原因となる食品を生涯にわたり除去しなければならないこともあるが，多くは加齢とともにアレルギーが寛解する．減感作療法では，少しずつ，食べられる量を増やしていく．成長とともに発症の頻度と症状は軽減することが多い．あ

パッチテスト

アレルギー検査における皮膚検査の一つ．原因と思われる物質を皮膚に貼り付け，数日後（主に２日後）の皮膚の状態を観察する．皮膚が赤くなったり腫れた場合は，その物質が抗原であることが分かる．

RAST 法

アレルギー検査における血液検査の一つ．血液中の特異的 IgE 抗体を調べることによりアレルゲンの同定を行う．即時型反応の検査．

IgE 抗体

免疫グロブリンの一つであり，リンパ球 B 細胞により産生される．即時型アレルギー反応に関与する．

表 2-10 ● 幼児期アレルギーの主な原因食物（新規発症例）

	0 歳 (*n*=884)	1 歳 (*n*=317)	2，3 歳 (*n*=173)	4~6 歳 (*n*=109)
1	鶏卵 57.6%	鶏卵 39.1%	魚卵 20.2%	果物 16.5%
2	牛乳 24.3%	魚卵 12.9%	鶏卵 13.9%	鶏卵 15.6%
3	小麦 12.7%	牛乳 10.1%	ピーナッツ 11.6%	ピーナッツ 11.0%
4		ピーナッツ 7.9%	ナッツ類 11.0%	そば 魚卵 9.2%
5		果物 6.0%	果物 8.7%	

（厚生労働科学研究班：食物アレルギーの診療の手引き 2017．2017）

表 2-11 ● 食品衛生法により規定されるアレルギー表示

表示		品目
表示を義務づけ	特定原材料（7 品目）	えび，かに，卵，乳，小麦，そば，落花生
表示を奨励	特定原材料に準じるもの（21 品目）	あわび，いか，いくら，オレンジ，カシューナッツ，キウイフルーツ，牛肉，くるみ，ごま，さけ，さば，大豆，鶏肉，バナナ，豚肉，まつたけ，もも，やまいも，りんご，ゼラチン，アーモンド

（食品表示法）

く抜き処理や，プロテアーゼ処理による抗原たんぱく質の変性や加熱処理によるたんぱく質の熱変性を利用して食品の抗原性を弱める．

❻消化不良症

消化不良は，消化管における食物の適正な消化吸収の不良が原因で見られるさまざまな症状をいう．急性消化不良症では，原則として絶食または減食とし，水分・電解質の補給を行う．

乳児下痢症と乳糖不耐症の詳細は p 40 参照のこと．

2）学童期

❶やせ・低栄養と過体重・肥満

a）肥満度の算出

学童期では，性別・年齢別・身長別標準体重の評価により，やせと肥満の判定をする．これは幼児期の項で述べた，肥満度を求める方法である．年齢別・性別・身長別標準体重と評価判定する対象児童の体重値を比較する方法で，肥満度の算出方法は，

肥満度(%)＝[実測体重(kg)－身長別標準体重(kg)]
÷身長別標準体重(kg)×100…(1)

で求める．肥満度が＋20％以上であれば肥満傾向，－20％以下であれば痩身（やせ）傾向と判定する．**表 2-12** に学童期の身長・体重の平均値を示す．

学校保健統計調査では，（1）式で求めた肥満度が，＋20％以上 30％未満を軽度肥満傾向児，＋30％以上 50％未満を中等度肥満傾向児，＋50％以上

表 2-12 ● 学童期の身長・体重の平均値

学童期の身長・体重の平均値						
年齢（歳）	身長（cm）		体重（kg）		ローレル指数	
	男	女	男	女	男	女
6	116.5	115.6	21.4	20.9	135	135
7	122.6	121.4	24.2	23.5	131	131
8	128.1	127.3	27.3	26.5	130	128
9	133.5	133.4	30.7	30.0	129	126
10	139.2	140.2	34.4	34.2	128	124
11	145.2	146.6	38.7	39.0	126	124

（文部科学省：令和元年度学校保健統計調査．2020）

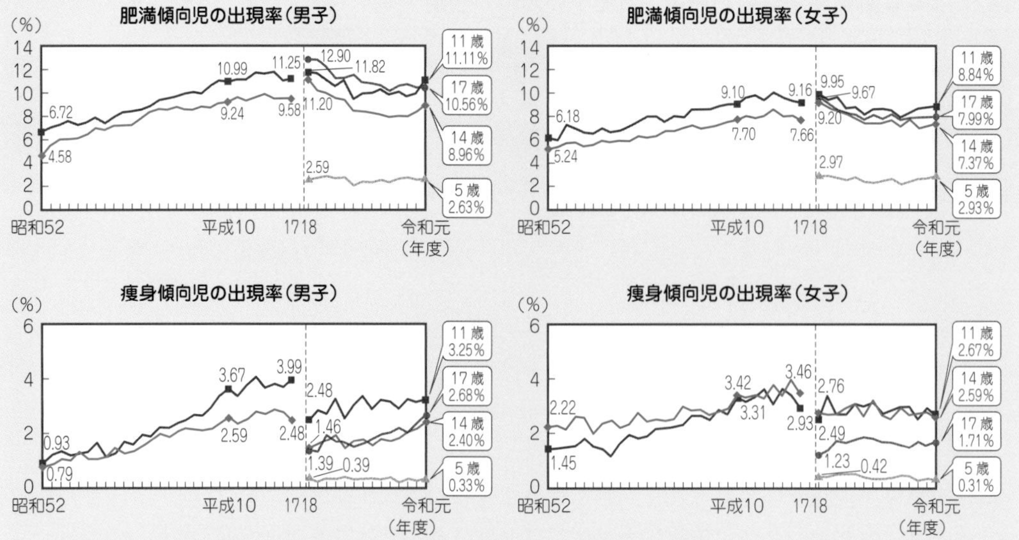

（注）1　平成 18 年度から肥満・痩身傾向児の算出方法を変更しているため，平成 17 年度までの数値と単純な比較はできない．
　　　2　5 歳および 17 歳は，平成 18 年度から調査を実施している．以下の表において同じ．

図 2-10 ● 肥満傾向児と痩身傾向児の出現率の推移

（令和元年度学校保健統計調査）

を高度の肥満傾向児という．一方，－20％から－30％未満を軽度の痩身傾向児，－30％以下を高度の痩身傾向児という．

b）肥満・痩身の状況

図 2-10 に肥満傾向児と痩身傾向児の出現率の推移を，**表 2-13** に 2019 年度の肥満傾向児と痩身傾向児の出現率を示す．肥満傾向児の出現率は，男子では 10～12，15～17 歳で 10％を超えており，15 歳が 11.72％ともっとも高い．また，女子では 11 歳が 8.84％でもっとも高い．痩身傾向児の出現率は，男子では 9 歳以上で 1％を超えており，15 歳が 3.60％ともっとも高くなっている．女子も 8 歳以上で 1％を超え，12 歳が 4.22％ともっとも高くなっている．

c）栄養管理

学童の肥満は，成人肥満への移行が多く，過度の肥満は高血圧症，心臓病，糖尿病，脂質異常症などのいわゆる生活習慣病予備群となってしまう．肥満の多くは摂取エネルギーが消費エネルギーを上回る原発性肥満であるので，成長を利用して，できるだけこの時期に解消することが望ましい．極端なエネルギー制限は行わず，成長期の身長の伸びを利用し，運動療法も併用しながら，標準体重に近づけるようにする．食事摂取基準を参考に，個人差を考慮しながら栄養管理を行う．

メタボリックシンドローム

内臓脂肪蓄積を基盤として，糖質代謝異常，脂質代謝異常，血圧上昇などの疾患が重積して発症し，冠動脈疾患や脳梗塞などの動脈硬化性疾患の危険度が増加した状態．

小児（6～15 歳）のメタボリックシンドローム[注]診断基準が 2006 年に発表された（**表 2-14**）．メタボリックシンドロームは肥満，特に内臓脂肪がその進行に重要な役割を果たすとされるが，学童においてもそのメカニズムは同じであり，生活習慣病の側面が大きい．

肥満の自然歴を観察すると，成人肥満のかなりの部分が小児肥満として発

表 2-13 ● 年齢別　肥満傾向児および痩身傾向児の出現率　(%)

区分		男		女	
		肥満傾向児	痩身傾向児	肥満傾向児	痩身傾向児
幼稚園	5 歳	2.63	0.33	2.93	0.31
小学校	6 歳	4.68	0.42	4.33	0.56
	7 歳	6.41	0.37	5.61	0.45
	8 歳	8.16	0.73	6.88	1.09
	9 歳	10.57	1.55	7.85	1.65
	10 歳	10.63	2.61	8.46	2.71
	11 歳	11.11	3.25	8.84	2.67
中学校	12 歳	11.18	2.99	8.48	4.22
	13 歳	9.63	2.31	7.88	3.56
	14 歳	8.96	2.40	7.37	2.59
高等学校	15 歳	11.72	3.60	7.84	2.36
	16 歳	10.50	2.60	7,30	1.89
	17 歳	10.56	2.68	7.99	1.71

（令和元年度学校保健統計調査）

表 2-14 ● 日本人小児のメタボリックシンドロームの診断基準（6～15 歳）

（1）があり，(2)～(4) のうち 2 項目を有する場合に，メタボリックシンドロームと診断する
（1）腹囲　80 cm 以上
（2）血清脂質　中性脂肪 120 mg/dL 以上　かつ／または　HDL-コレステロール 40 mg/dL 未満
（3）血圧　収縮期血圧 125 mmHg 以上　かつ／または　拡張期血圧 70 mmHg 以上
（4）空腹時血糖　100 mg/dL 以上

（注）腹囲/身長比が 0.5 以上であれば項目（1）に該当するとする．
小学生では腹囲 75 cm 以上で項目（1）に該当するとする．

症し，動脈硬化の初期病変も小児期で観察されている．生活習慣の基礎づくりは小児期にスタートすることを考えると，メタボリックシンドロームの発症機序や予防・治療の方策の面から，小児期の栄養管理の重要性が高まってきている．

18 歳における BMI が成人期の心筋梗塞死亡率と有意に相関することが報告され，若年期の肥満と冠動脈疾患とが関連を有していることがすでに明らかとなっている．小児肥満の約 70％は成人肥満へと移行すると考えられ，特に思春期の肥満とより関連が深いとの報告もある．

❷鉄欠乏性貧血

血液中のヘモグロビン濃度が低い場合を一般に貧血という．一般には，成人ではヘモグロビン濃度が男性 13 g/dL 以下，女性では 12 g/dL 以下を貧血とする．学童期の場合には，WHO の基準では**表 2-15** に示すように，12 g/dL 以下の場合をいう．

成長期の貧血の多くは，造血因子の不足による鉄欠乏性貧血である．急速な発育のために鉄の需要は高まり，女子では月経血による失血も生じる．

食品に含まれる鉄には肉，魚，レバーなどに多いヘム鉄と，穀類，野菜などに含まれる非ヘム鉄がある．ヘム鉄の吸収率に比べ，非ヘム鉄の吸収率は

ヘム鉄・非ヘム鉄

食物に含まれる鉄には 2 種類あり，肉や魚などの動物性食品に含まれているヘム鉄と，野菜や海藻などの植物性食品に含まれている非ヘム鉄がある．鉄のほとんどは小腸上部の粘膜から吸収されるが，吸収率はヘム鉄で 10～20％，非ヘム鉄で数％と，ヘム鉄のほうが数倍も吸収されやすい．

表 2-15 ● WHO による貧血の基準

	Hb 濃度（g/dL）
成人男子	13 以下
成人女子	12 以下
新生児	13 以下
乳幼児	11 以下
学　童	12 以下
高齢者・妊婦	11 以下

かなり低い．しかし，非ヘム鉄も良質のたんぱく質やビタミンCを一緒に摂取すると，その利用効率は高くなる．

❸う歯

表 2-16 に令和元年度学校保健統計調査による学童期の疾病・異常の被患率を示す．「むし歯（う歯）」がもっとも多く，次いで「裸眼視力 1.0 未満の者」が多いことが分かる．むし歯の者の割合は（処置完了者を含む），小学校では 45.82％であるが，1975 年以降は低下傾向にある．裸眼視力 1.0 未満の者は，小学校では 34.57％であり，年々上昇しており，0.3 未満の学童も増加傾向にある．

3）思春期

UNICEF の調査報告によると，日本の 15 歳の子どものなかで，孤独感を感じていると答えた者が 29.8％おり，OECD 加盟国平均値の 7.4％と比較して圧倒的に高い値を示している．ほかの国際的な調査でも，わが国の子どもたちは自己肯定感が低いことが報告されており，日本の思春期の子どもの心の問題が課題となっている．

受験，学校生活などの生活環境の変化や漠然とした不安，異性・友人，家族などの対人問題，情報過多による判断の誤り，自我意識の高まりによる第二反抗期，自己嫌悪感や自尊心などの諸問題は，身体的成熟の完成とともに社会性が高まり，次第に心身ともに安定した状態となる．

❶神経性やせ症

食欲不振症は，別名思春期やせ症，拒食症ともいわれる．極端に食事量を制限してしまったり，食べたものを吐いたり下剤を乱用するなどの異常な行動を伴う摂食障害である．

神経性やせ症（神経性食欲不振症）は，主に 10～20 歳代の女性に見られる．多くはその年代に特有の心理的ストレスに対処できないことを契機に，やせ願望や肥満恐怖に基づく食行動の異常のためにやせをきたす疾患であり，その程度に応じてさまざまな合併症を呈する．10 歳代後半から 20 歳代の疾患とされてきたが，近年では低年齢化しており，小学校高学年や中学生でも増加している．

神経性やせ症の発症のきっかけは，友人関係のトラブル，勉学のプレッシャー，家族問題などさまざまである．多様な要因やストレスが複雑に絡み

表 2-16 ● 疾病・異常の被患率など

区分（%）		小学校
40～50		むし歯（う歯）
30～40		裸眼視力 1.0 未満の者
20～30		
10～20		鼻・副鼻腔疾患
1～10	8～10	
	6～8	歯・口腔のその他の疾病・異常 耳疾患
	4～6	眼の疾病・異常 歯列・咬合
	2～4	ぜん息 アトピー性皮膚炎 歯垢の状態 心電図異常
	1～2	歯肉の状態 栄養状態 口腔咽喉頭疾患・異常 脊柱・胸郭・四肢の状態
0.1～1	0.5～1	蛋白検出の者 心臓の疾病・異常 難聴 その他の皮膚疾患
	0.1～0.5	言語障害 腎臓疾患 顎関節
0.1％未満		尿糖検出の者 結核

（令和元年度学校保健統計調査）

合い，悪循環を起こすなかで発症する．神経性やせ症の治療の原則は，成長期の異常な低栄養状態から早く脱出させることである．治療には，①身体治療，②心理治療，③家族治療，④学校と社会による支援体制，の 4 つの調和が必要である．治療の原則は，病識の獲得，安静，栄養素摂取が原則である．

❷鉄欠乏性貧血

思春期の身体の急激な発育により，循環血液量は増加する．それに対し，鉄の供給が不足すると造血が追いつかず，潜在性の鉄欠乏性貧血（小球性低色素性貧血）に陥る．思春期の鉄欠乏性貧血を思春期貧血と呼ぶこともある．思春期の発育促進現象による鉄の必要量の増加，および月経出血による鉄の損失があるにも関わらず，鉄の摂取不足であることにより発生する．疲れやすさ，動悸，息切れ，めまいなどの自覚症状が見られる．

思春期特有の栄養障害の一つとして，潜在性の鉄欠乏性貧血が多く見られる．特に，月経が始まった女子や激しいスポーツをする男子に多く見られる．思春期では，急速な発育・発達により，循環血液量が増加する．そのため，鉄の需要の亢進や，月経による鉄の損失，食事からの鉄摂取不足，腸における鉄の吸収障害など鉄の供給が不足すると造血が追いつかずに貧血が起こる．予防のために，十分な鉄の摂取，良質なたんぱく質，銅，ビタミン

B_{12}，ビタミン C，葉酸の不足にも注意し，バランスのよい食事をとるようにする．

COLUMN

思春期やせ症

以下に，厚生労働科学研究班で作成された「学校健康診断による思春期やせ症の予防・早期発見ガイドライン」を示す．

学校健診時の身長・体重から 1）やせと判定され，加えて 2）発育曲線異常があり，さらに 3）徐脈を合併する場合には，思春期やせ症を疑い，医療機関へ紹介する．

1）やせ（註 1）

標準体重の－ 15％以下の児童・生徒を選び出し，発育曲線を作成する．

2）発育曲線異常

体重が 1 チャンネル以上下方へ逸脱する（図）児童・生徒を保健室へ呼び出し，脈拍数を計測する．

3）脈拍（註 2）

徐脈（60/ 分未満）を合併する場合には，思春期やせ症を疑い医療機関へ紹介する．

註 1：やせの判定は，国際的には body mass index（BMI）による評価が主流であるが，日本人小児の BMI 基準値を用いたやせの判定基準が確立していないため，本ガイドラインではわが国で多く使われる肥満度を用いた．今後は BMI を用いた判定基準への変更が必要である．

註 2：徐脈は 1 回の計測では把握できない場合もあり，一定時間の臥位安静などを保ってから，繰り返し計測する．思春期やせ症が疑われる理由で受診を勧めると児童・生徒に拒否される場合があり，やせ，徐脈など，身体症状の精査を目的に医療機関を紹介する．

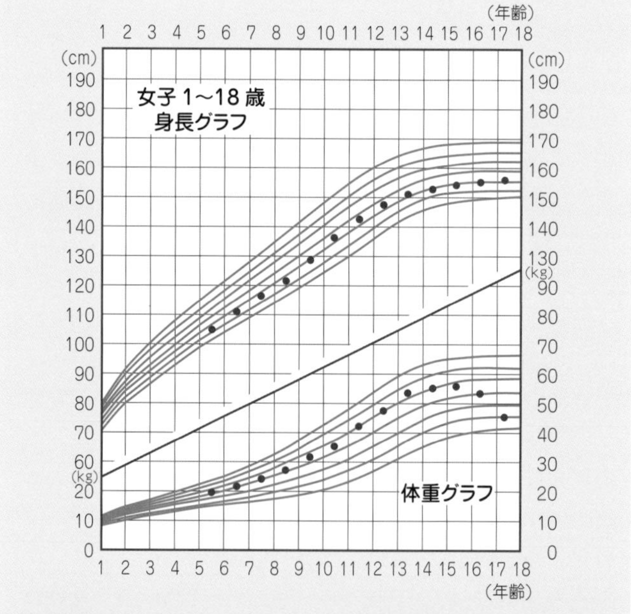

「肥満度－15％以下」および「発育曲線において体重が 1 チャンネル以上下方シフト」を呈する 17 歳女子例

〔厚生労働科学研究（子ども家庭総合研究事業）：思春期やせ症 小児診療に関わる人のためのガイドライン．p6，文光堂，2008〕

4. 特徴的な食習慣，生活習慣と自己管理能力

1）特徴的な食習慣，生活習慣

成長期の栄養が，成人後の健康状態に及ぼす影響を考えると，単にこの時期のみの食習慣や生活習慣ではなく，ヒトの一生を考えた食生活が重要と考えられる．

食習慣は，乳幼児期から成人に至るまでの各ライフステージにおいて形成される．成長期，特に幼児期に身につける食習慣の第一は「楽しく食べること」である．学童期を通して，食具をうまく使い，よく噛んで，食事の準備や片づけの手伝いなどを行う．食事を通して，心を育成するような機会になるとよい．思春期には，適切な食物選択ができ，自分に必要な食品が選べるように，栄養の基礎知識を獲得する．

❶幼児期

幼児期の食事は食習慣の基礎づくりとして重要である．食事は子どもが大きくなるための栄養補給としてはもちろんのこと，社会生活の基本である人間関係を作り上げていくうえでも重要な役割を果たしている．特に，規則正しく食事をする習慣をつけること，食事の一部としての間食に気をつけること，食べ物の好き嫌いを少なくすることが大切である．味覚[注]の臨界期は3歳ごろといわれている．そのためには，家族揃った楽しい食事の雰囲気を作ることも必要となり，また，積極的に外遊びをさせることも重要である．平成27年度乳幼児栄養調査（**図2-11**）においても，毎日きちんと朝食をとる幼児は約9割である．幼児期には，家庭での適切な食習慣づくりが重要である．

味覚

舌を中心とした口腔内で感じる接触化学感覚．甘味，塩味，苦味，酸味，うま味を5基本味という．

❷学童期

さまざまな要因から児童の生活時間は変化しており，それに伴って，食生活の内容も大きく変化している．朝食，昼食，夕食の生活リズムを規則正しいものにし，早寝・早起きをし，空腹で食事に臨むことができるように食生

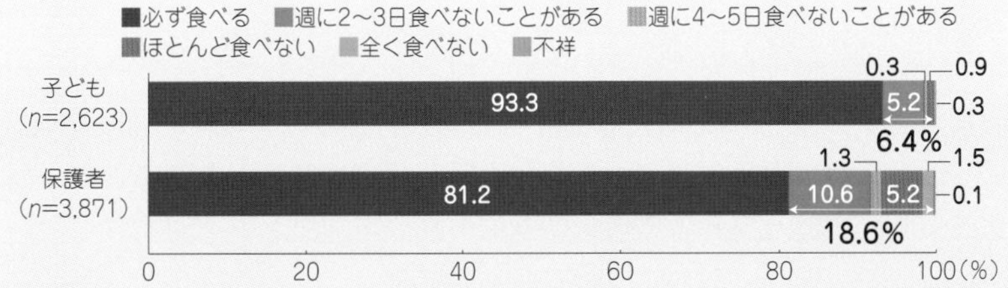

図2-11 ● 朝食習慣（子ども・保護者）（回答者：子ども2〜6歳児の保護者，保護者0〜6歳児の保護者）

（厚生労働省：平成27年度乳幼児栄養調査．2016）

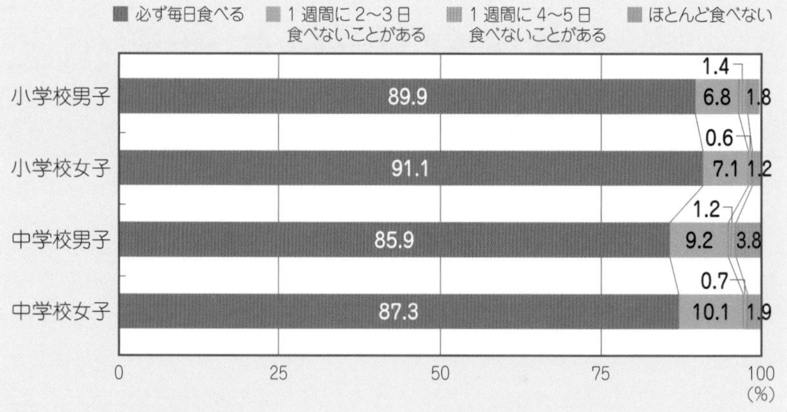

図 2-12 ● 朝食の欠食状況

（日本スポーツ振興センター：平成 22 年度児童生徒の食生活実態調査報告書．2012）

活をうまく整えることが大切である．

児童・生徒の朝食の欠食状況（**図 2-12**）では，「必ず毎日食べる」児童は90％程度にとどまっている．また，よく食べるおやつ（**図 2-13**）の調査結果では，スナック菓子が圧倒的に多い．さらに，授業以外での運動（**図 2-14**）調査では，女子の運動量が少ない．

学童期は成長の過程にあり，身体活動の状況や体格も個人差が大きい．学童期の顕著な身体発育に対応できる栄養素の摂取が必要である．学童期後半では，成長の速い児童では思春期の段階に入ることから，二次性徴など急激な変化と成長を健やかに支えるために，特にエネルギー，たんぱく質，鉄，カルシウム，ビタミンなどを適量に摂取する必要性が増加する．栄養素を過不足なく摂取するためには朝食の摂取と規則正しい食生活が必須である．

また近年，生活習慣病の危険因子をもつ児童が増えている．危険因子は食生活を含めた生活習慣，心理的ストレス，遺伝体質などに起因しており，予防するためには，それぞれがコントロール可能な危険因子を少なくするよう努力しなければならない．特に学童期から，脂肪やコレステロールの過剰摂取，エネルギーの不足や過剰，塩分過剰摂取，食物繊維不足などには注意して，適正な栄養素摂取に改善できるように努める必要がある．

❸思春期

思春期では，学童期に比べて自己主張が強まり，家庭的制約から離れて独立して行動するようになる．そのため，ファストフード[注]などを利用する機会が増え，エネルギーは充足してもバランスの悪い栄養状態になる．また，生活習慣も，受験勉強や深夜のテレビ視聴，パソコン使用などによる夜型の生活となりやすく，夜食の摂取や朝食の欠食の増加など不適切な食生活となる．生活習慣病を引き起こす原因が多く存在する．

思春期の発育急進やエネルギー消費増大のため，この時期には一生のなかでも最大の栄養素を摂取しなくてはならない．貧血や摂食障害などの疾病発症のリスクを認識し，これらを予防する食生活が望まれる．

ファストフード

“fast food” に明確な定義はないが，「注文に応じて短時間に提供される調理された軽食」をさす．その場で食べることも，持ち帰ることもできる．

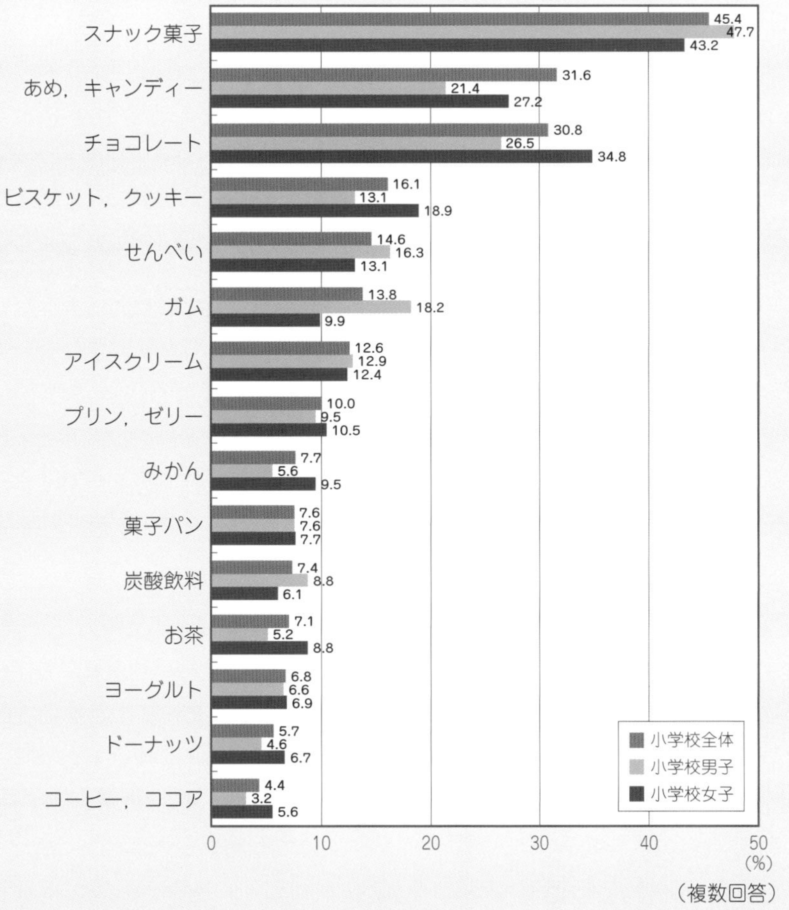

図 2-13 ● よく食べるおやつ（小学校）

（平成 22 年度児童生徒の食生活実態調査報告書）

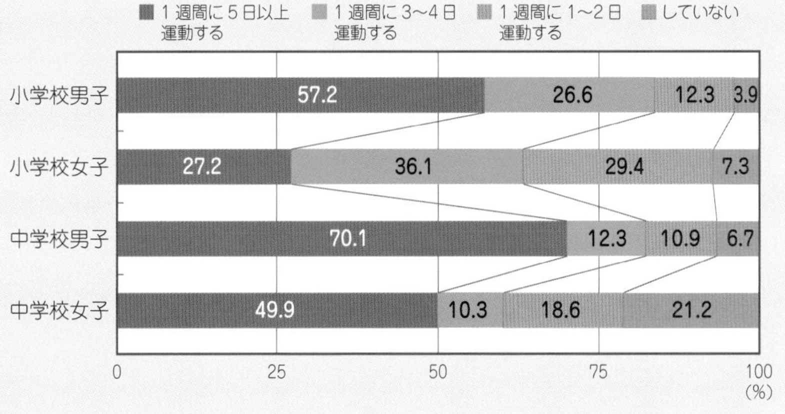

図 2-14 ● 授業以外で運動をしているか（小中学校　男女別）

（平成 22 年度児童生徒の食生活実態調査報告書）

2）自己管理能力

成長期では，子どもの理解度に応じて食の基礎的知識に関わる食育[注]を行うことが大切である．食の健やかな感性を育むように，多様な食材やメニューなどの食体験をすることも，豊かな食の感性教育につながる．

2006年から食育基本法が施行され，子どもたちに必要な5つの力がうたわれている．5つの力とは，①バランスよく組み合わせて食べる力，②食べ物の味が分かる力，③料理ができる力，④自分の身体を大事にできる力，⑤食べ物のいのちを感じる力，である．これらの5つの力を身につけて，楽しくおいしい食卓を家族で囲み，豊かな感性を磨くことを目標としている．

学童期では，生活リズムの乱れから食生活上の問題が生じやすいが，成長に必要な栄養摂取を心がける．学校では，学校給食や栄養教諭の指導を通して食育が実践されている．家庭においては，家族で囲む食卓や日常生活を通して，思春期に向けて望ましい食習慣を完成させる時期とし，さらに身体活動量の増加をめざしたい．児童の食生活管理能力を高めるために，学校，家庭そして地域の連携が必要である．

思春期は，自己管理能力を育成し習得を可能にする時期である．各人が，正しい食習慣と生活習慣の重要性を認識し，食の乱れを是正すること，食品の選択方法や調理技術を身につけ，1日に摂取すべき食事の量や質を知るなど，食の自立を図る．家庭内での家事労働の役割分担をさせることも必要である．

飲酒や喫煙習慣は低年齢層から始まる場合もある．成人になってから喫煙を開始した者に比べ，未成年期に喫煙を開始した者では，がんや虚血性心疾患などのリスクが高くなる．未成年者の喫煙と飲酒行動には相互関係が認められる．成長期の子どもたちに喫煙や飲酒，そして薬物の有害性を教育し，予防する環境を整える必要がある．

成長期の子どもは，それぞれの食環境のなかで，大人と関わりながら自らの食習慣を確立していく．生涯の健康は，成長期の食習慣・生活習慣にあることを知り，それらをしっかり確立させたい．

食育

国民一人ひとりが生涯を通じて健全な食生活を送り，日本固有の食文化を継承できるように，食について考える習慣や食べ物を選択する力を身につけるための教育全般をさす．

栄養教諭

2005年4月に制度が開始された栄養教諭は，各学校における指導体制の要として食育の推進に重要な役割を担う．2006年の食育推進基本計画では，全都道府県における栄養教諭の早期の配置を求めている．栄養教諭の配置が進むことにより，食に関する取り組みが体系的・継続的になることが期待される．

栄養教諭の役割

①肥満，偏食，食物アレルギーなどの児童生徒に対する個別指導を行う．②学級活動，教科，学校行事などの時間に，学級担任らと連携して，集団的な食に関する指導を行う．③他の教職員や家庭・地域と連携した食に関する指導を推進するための連絡・調整をする．④学校給食の管理．

COLUMN

よく噛む習慣をつける

成長期の子どもにとって，よく噛むことは非常に重要である．食物の噛みごたえ度というものがあるが，噛みごたえ度10（数字が大きいほど噛みごたえ大で10が最大）は，さきいか・みりん干し・たくあんである．これらの食品は成長期の子どもにはあまりふさわしくないが，生のにんじんやセロリをスティック状にして与えれば噛みごたえ度9である．子どもの好きなプリンやスナック菓子，ハンバーグはやはり噛みごたえ度が低い．

歯ごたえのあるものをよく噛んで食べることにより，唾液や消化液が十分に分泌され消化がよくなる．さらに，咀嚼機能の発達と並行して，顎の骨格が発達することにより歯並びがよくなり，むし歯や歯周病予防にも効果がある．加えて，よく噛むことは脳内の結節乳頭核を刺激し，ヒスタミンを量産する．ヒスタミンが満腹中枢を刺激し，満腹感が高まるため，過食や肥満を予防する．さらに，脳内のヒスタミンは内臓脂肪も減少させる．

最近は，よく噛まずに水や牛乳で流し込む食べ方をしたり，早食いの子も目立つ．成長期の子どもたちには，食事を楽しみ，食材を味わい，おいしさを感じながらの食事の時間を体験させたいものである．

Chapter 3

成人期，更年期の生理的特徴と栄養管理

学習到達ポイント

- **成人期，更年期に特徴的な食生活，生活習慣を理解し，生活習慣病との関連について説明できる．**
- **栄養評価に基づいて改善すべき課題を把握したうえで，栄養管理が説明できる．**

成人期，更年期の栄養の目的は，成人の健康を維持・増進させるために必要な栄養について理解し，その栄養管理を正しく実践することにある．そのためには，成人期，更年期の生理的特徴とこの時期に特徴的な疾病の予防と改善のための栄養管理についての正しい知識を習得することが必要である．特に，生活習慣病を防ぎ，老化をできるだけ遅らせ，この後の高齢期の健康と健康寿命の延伸を図る．

1. 生理的特徴

1）成人期

ヒトは出生から20歳前後まで成長しつづける．そして，20～25歳をピークに身体的衰退が始まる．この加齢に伴う生体機能の低下を老化（生理的老化）という．老化は個人差が大きいものの，すべての人に不可逆的に起こる．形態や臓器機能，身体機能に次のような変化を及ぼす．

❶形態学的変化

形態学的な変化として，身長の減少と体重の増加が見られる．身長は，20歳代をピークに，その後は加齢に伴い減少していく．これには，加齢による骨量の減少が関連している．

一方，令和元年国民健康・栄養調査の結果を見ると，BMI（body mass index）25以上の肥満者の割合は，男女とも20歳代でもっとも低い（**図3-1**）．筋組織などのエネルギー代謝の高い組織の細胞数は加齢とともに減少し，基礎代謝が下がるため，若いころと同じ食生活をしていても体重は増加していく．また，筋組織が減少する一方で，脂肪組織などの非代謝組織は変化しないため，体脂肪率が高くなり，除脂肪体重[注]（lean body mass；

BMI

体格指数の一つであり，体重(kg)÷身長(m)^2 で算出する．「肥満症診療ガイドライン2016」(日本肥満学会)では，18.5未満を低体重，25以上を肥満と定義している．米国では，25≦BMI<30を過体重（overweight），30以上を肥満（obesity）としているので，肥満者の割合を日米で比較する場合は基準の違いに注意が必要．

除脂肪体重

体脂肪を除いた体重．筋肉，骨，血液，内臓などの重さが含まれる．加齢とともに減少．

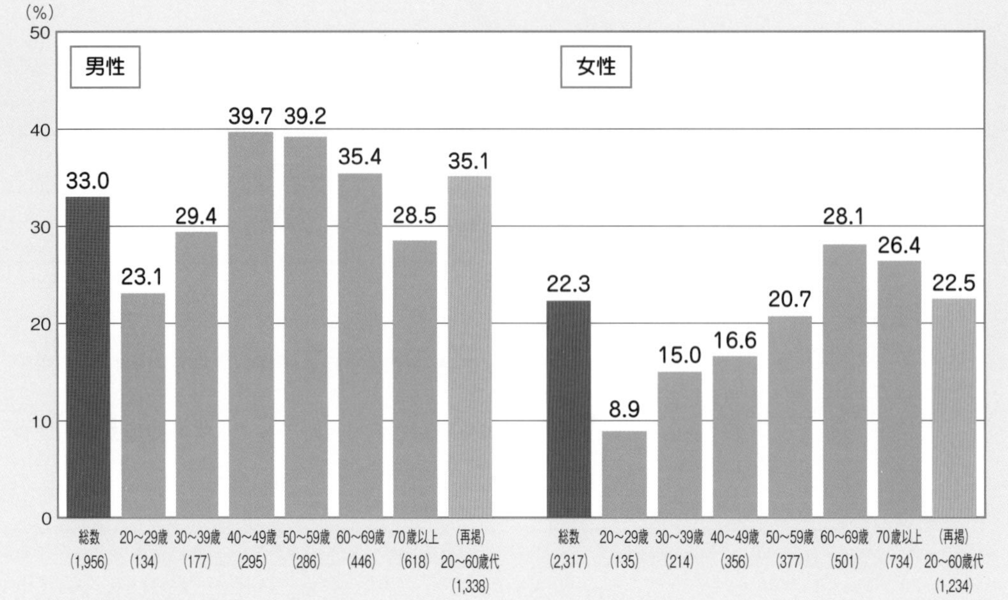

図 3-1 ● 肥満者の割合（20 歳以上，BMI≧25）

（厚生労働省：令和元年国民健康・栄養調査結果の概要，2020）

LBM）は減少する．加齢によるもっとも大きな変化は，このような体組成の変化であるともいわれている．

❷臓器機能

前述のように，加齢により骨格筋量は減少し，脂肪の割合が増加する．脂肪細胞はアディポカイン[注]（アディポサイトカインともいう）というさまざまなホルモン様生理活性物質[注]を分泌しているが，脂肪細胞に脂肪が蓄積して肥大すると，炎症を起こす悪玉のアディポカインが多く分泌される．これが血糖値を下げるホルモンであるインスリンの働きを低下させ，食後血糖値が上昇しやすくなる．インスリンの働きだけでなく，インスリンの分泌量も加齢とともに減少する．特に食後の追加分泌が低下し，食後の血糖値が上昇しやすくなる．

アディポカイン

脂肪細胞から分泌される生理活性物質の総称．悪玉（TNF-α，レジスチン，アンジオテンシノーゲンなど）と善玉（アディポネクチンなど）がある．脂肪細胞が肥大化すると悪玉の分泌が増加．

ホルモン様生理活性物質

微量で生体の機能を調整する物質（生理活性物質）のうち，ホルモンのような作用をもつもの．

❸身体機能

加齢による身体機能の変化としては，予備力の減少（無理ができない），適応力の減少（気候の変化や時差に適応できずに体調を崩しやすい），防衛反応の低下（物をよけられない，転んだ時に手をつけない），回復力の低下（疲れが取れない，風邪が治りにくい）などがあげられる．また，全身の筋力の低下により，歩行速度や嚥下機能の低下が見られ始めるのもこの時期である．

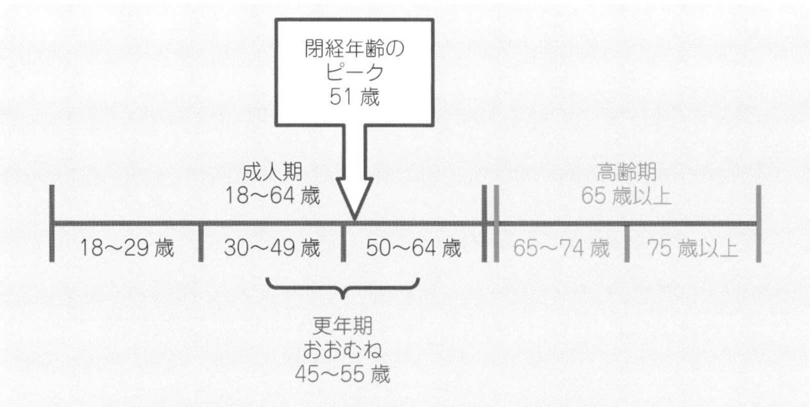

図 3-2 ● 食事摂取基準（2020 年版）における年齢区分

2）更年期

更年期は，生殖期から非生殖期への移行期ともいわれ，最終月経である閉経[注]はこの間に起こる．日本産科婦人科学会は，閉経の前後 5 年間を更年期と定義している（**図 3-2**）．わが国の平均閉経年齢は約 50 歳である．

更年期には心身の不調（いわゆる更年期症状）を訴える人が増加する．これにより，更年期は，加齢に伴う心身の変化を特に意識する時期ともいわれている．また更年期症状は多様であり，さまざまな要因が作用するが，代表的な症状であるほてりや発汗は，卵巣機能の低下によるホルモンの欠乏が原因である．50 歳代の男性にも，いらいら，不安などの症状が現れることがあり，男性の更年期と呼ばれている．

閉経

卵胞の活動性の消失による永久的な月経停止．

2. 栄養評価

1）成人期と更年期の食事摂取基準

❶年齢区分

「日本人の食事摂取基準（2020 年版）」では，成人期を 18～29 歳，30～49 歳，50～64 歳の 3 区分に分けている（図 3-2）．骨量などがまだ増加の途上にある 29 歳までと，30 歳以降を分け，さらに閉経が起こる 50 歳以降で分けている．人口統計では，従来から 65 歳以上を老年人口としているが，「日本人の食事摂取基準（2015 年版）」では，基礎代謝量の違いなどを考慮して，70 歳以上を高齢者としていた．しかし，2020 年版では，活力ある健康長寿社会の実現に向けて，きめ細かな栄養施策を推進する観点から，50 歳以上について，より細かな年齢区分による摂取基準が設定された．これまで 50～69 歳と 70 歳以上の 2 区分だった年齢階級が 50～64 歳，65～74 歳，75 歳以上の 3 区分に細分化された．

表 3-1 ● 目標とする BMI の範囲（18 歳以上）[1,2]

年齢（歳）	目標とする BMI（kg/m^2）
18～49	18.5～24.9
50～64	20.0～24.9
65～74[3]	21.5～24.9
75 以上[3]	21.5～24.9

[1] 男女共通．あくまでも参考として使用すべきである．
[2] 観察疫学研究において報告された総死亡率がもっとも低かった BMI を基に，疾患別の発症率と BMI の関連，死因と BMI との関連，喫煙や疾患の合併による BMI や死亡リスクへの影響，日本人の BMI の実態に配慮し，総合的に判断し目標とする範囲を設定．
[3] 高齢者では，フレイルの予防および生活習慣病の発症予防の両者に配慮する必要があることも踏まえ，当面目標とする BMI の範囲を 21.5～24.9 kg/m^2 とした．

〔日本人の食事摂取基準（2020 年版）〕

❷エネルギー摂取の過不足の評価

エネルギーの単位
国際単位系ではジュール（J）であるが，栄養学ではカロリー（cal）が用いられることが多い．
1 kcal＝4.184 kJ．

エネルギー消費量
基礎代謝，食後の熱産生，身体活動（運動，日常の生活活動，自発的活動）の３つに分類される．

エネルギー出納バランスは，エネルギー摂取量－エネルギー消費量[注]として定義される．成人においては，その結果が体重の変化と体格（BMI）であり，エネルギー摂取量がエネルギー消費量を上回る状態（正のエネルギー出納バランス）が続けば体重は増加し，逆に，エネルギー消費量がエネルギー摂取量を上回る状態（負のエネルギー出納バランス）では体重が減少する．したがって，短期的なエネルギー出納のアンバランスは，体重の変化で評価可能である．一方，エネルギー出納のアンバランスは，長期的にはエネルギー摂取量，エネルギー消費量，体重が互いに連動して変化することで調整される．

たとえば，長期にわたってエネルギー制限を続けると，体重減少に伴いエネルギー消費量やエネルギー摂取量が変化し，体重減少は一定量で頭打ちとなり，エネルギー出納バランスがゼロになる新たな状態に移行する．肥満者もやせの者も，体重，体組成に変化がなければ，エネルギー摂取量とエネルギー消費量は等しい．身体活動量が不変であれば，エネルギー摂取量の管理は体格の管理とほぼ同等である．

したがって，体格を測り，その結果に基づいて変化させるべきエネルギー摂取量や供給量を算出することが望ましい．そのためには望ましい体格をあらかじめ定めなくてはならない．成人期以後には大きな身長の変化はないため，体格の管理は主として体重の管理となる．身長の違いも考慮して体重の管理を行えるように，成人では BMI を用いる（**表 3-1**）．これらの範囲外がエネルギー摂取の不足もしくは過剰な人と評価される．

推定平均必要量
EAR（estimated average requirement）を求めるための必要量のデータは，成人男性を対象とした栄養実験によって得られる．小児や女性，高齢者を対象に，苛酷な栄養実験を行うことは倫理的にも生理的にも難しいため，成人以外の EAR は成人男性の値から外挿して求められている．よって，成人男性の値がすべての食事摂取基準の出発点．

❸栄養素の摂取不足の評価

推定平均必要量を用いる．個人の評価では，栄養素の摂取量が推定平均必要量と等しい時，不足している確率（その人の必要量を満たしていない確率）は 50%，推定平均必要量を下回る時，不足している確率は 50% 以上である．集団の評価の場合，推定平均必要量を下回る人の割合は，不足している人の割合とほぼ等しい．

❹栄養素の過剰摂取の評価

耐容上限量[注]を用いる．習慣的な摂取量が耐容上限量よりも高くなるにつれて，過剰摂取による健康障害が生じるリスクが高くなっていく．サプリメントを摂取する場合は，耐容上限量を超えないように注意する．耐容上限量に関するエビデンスは乏しいため，ここまでならとってよい量ではなく，なるべく近づかないようにする量であると考える．過剰摂取による健康障害を回避するために，耐容上限量は必ず考慮すべき値である．

耐容上限量
健康障害をもたらすリスクがないとみなされる習慣的な摂取量の上限．過剰摂取による健康障害の予防が目的．

❺目標量

生活習慣病〔高血圧症，脂質異常症，糖尿病，慢性腎臓病（chronic kidney disease；CKD）〕の発症予防を目的に，現在の日本人が当面の目標とすべき摂取量として目標量[注]が設定されている．生活習慣病のなかで，特にこれらの疾患に限定したのは，栄養素摂取量との数量的関連が多数の研究によって明らかにされており，その予防が日本人にとって重要であると考えられたためである．

目標量が示されているのは，たんぱく質，脂質，飽和脂肪酸，炭水化物，食物繊維，ナトリウム（食塩相当量），カリウム，エネルギー産生栄養素バランスである．たんぱく質，脂質と炭水化物，飽和脂肪酸の目標量は総エネルギー摂取量に占めるべき割合（%エネルギー）として示されている．

目標量
生活習慣病の一次予防，重症化予防を目的とした指標．使用の際は，関連するさまざまな要因を考慮する．

3. 栄養管理

1）成人期

❶改善すべき課題と栄養管理

日本人の主な死因を見ると，人口の高齢化に伴い，老衰や肺炎，誤嚥性肺

COLUMN

EARを使った集団の評価

100名の集団の一人一人の栄養素摂取量を見て，EAR未満の人には×，EAR以上の人には○をつけたとする．①「×がついた人の割合＝その集団における不足者の割合」とするのは集団の評価として適切である．しかし，②×がついた人を「不足者」として取り出し，どういう特徴がある人たちかといった分析をするのは誤りである．②の分析ではEARを個人の評価に使用していることになるからである．ある個人の摂取量がEARを下回っていても「不足の確率は50%以上である」ということしかいえず，不足しているか否かを○か×かの二択で評価することはできない．このように，食事摂取基準の活用には確率論的な概念の理解が不可欠である．また，「扱っている人数が多い＝集団の評価」ではない．一人ひとりについて不足者であるか否かを評価しようとしている時点で個人の評価をしていることになる．なぜ①は正しくて②は誤りなのか，この違いを理解できるであろうか？

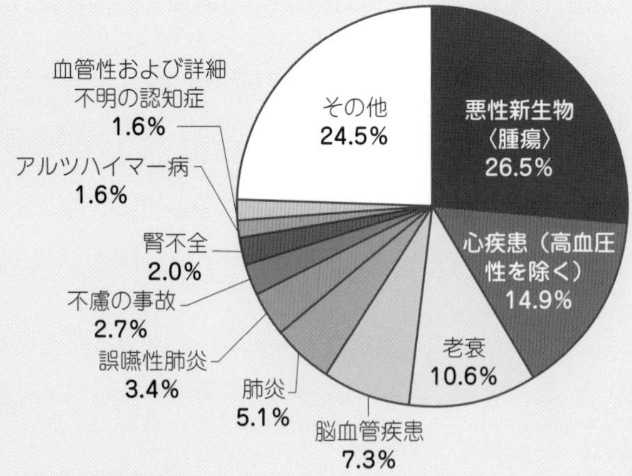

図 3-3 ● 主な死因の構成割合

（厚生労働省：令和３年人口動態統計．2021）

炎による死亡が上位にあがっている（**図 3-3**）．しかし，大部分を占めるのは生活習慣病であり，食生活との関連が明らかな高血圧症，脂質異常症，糖尿病，慢性腎臓病を原因とするものが多い．

食事摂取基準においても，これら４つの疾患に関わる栄養素には目標量が設定されているので，その発症予防と重症化予防のために目標量を活用する．しかし，食事摂取基準の対象となるのは保健指導レベルの者までであり，服薬レベルの患者に対しては各疾病のガイドラインを参照する．

栄養管理のなかでもっとも重要なのは減塩である．2020 年版の食事摂取基準では，18 歳以上の食塩相当量の目標量を 2015 年版よりも 0.5 g 少ない，男性 7.5 g/日未満，女性 6.5 g/日未満に設定している．これは世界保健機関（WHO）のガイドライン（2012 年）の 5 g/日未満と国民健康・栄養調査における摂取量の中央値との中間値であり，2015 年版と設定方法に変更はないが，日本人の食塩摂取量が減少したために目標量も低くなった．

❷生活習慣病

わが国では，悪性新生物が死因の 27.3％を占める（**図 3-3**）．生活習慣とがんとの関連については，科学的根拠に基づいたリスク評価がなされており，2018 年に世界がん研究基金と米国がん研究協会が「食事，栄養，身体活動とがん予防」報告書[注]を発表している．そのなかで，がんのリスクを確実に高める要因をあげている（**表 3-2**）．

体脂肪は，多くの部位のがんのリスクを確実に高めるとされている．しかし，やせすぎもがんのリスクを高めることが日本人を対象とした大規模コホート研究で示されている．そこで，国立がん研究センターでは，日本人を対象とした研究結果に基づいた「日本人のためのがん予防法」を示している（**表 3-3**）．

「食事，栄養，身体活動とがん予防」報告書

過去 10 年間のがん研究から得られた予防に関する知見をまとめた報告書で，2018 年に第 3 版が発行された．

表 3-2 ● がんのリスクを確実に高める食物関連要因（一部抜粋）

部位	口腔，咽頭，喉頭	食道	肺	膵臓	肝臓	大腸	乳房閉経前	乳房閉経後	子宮内膜	腎臓	卵巣
アルコール	○	○			○	○		○			
飲料水中のヒ素			○								
高用量βカロテンサプリメント			○								
成人の体脂肪		○		○	○	○		○	○	○	
成人の体重増加								○			
アフラトキシン					○						
成人到達身長						○	○	○			○
加工肉						○					

（World Cancer Research Fund/American Institute for Cancer Research: Diet, Nutrition, Physical Activity and Cancer: a Global Perspective. AICR, 2018）

成人の高身長

胎児期から小児期にわたり成長因子やホルモンにより多く曝露され，細胞分裂もさかんであることによる．

表 3-3 ● 科学的根拠に基づくがん予防

禁煙する	たばこは吸わない．他人のたばこの煙を避ける
禁酒する	エタノール量換算で 1 日あたり約 23 g 程度まで 飲まない人・飲めない人は無理に飲まない
食生活を見直す	・減塩する ・野菜と果物をとる ・熱い飲み物や食べ物は冷ましてから
身体を動かす	1 日 60 分の歩行またはそれと同等以上の強度の身体活動 息がはずみ汗をかくような運動は 1 週間に 60 分程度
適正体重を維持する	太りすぎやせすぎに注意
「感染」もがんの主要な原因です	日本人のがんの原因として，女性で一番，男性でも二番目に多いのが「感染」

（国立研究開発法人国立がん研究センターがん対策情報センター．2018）

感染

B 型・C 型ウイルスは肝がん，ヘリコバクター・ピロリ菌は胃がん，ヒトパピローマウイルスは子宮頸がん．

表 3-4 ● メタボリックシンドロームの診断基準

内臓脂肪（腹腔内脂肪）蓄積	
ウエスト周囲径	男性≧85 cm 女性≧90 cm
（内臓脂肪面積　男女とも≧100 cm^2 に相当）	
上記の必須項目に加え以下のうち 2 項目以上を満たす	
高トリグリセライド血症 かつ／または 低 HDL-コレステロール血症	≧150 mg/dL ＜40 mg/dL 男女とも
収縮期血圧 かつ／または 拡張期血圧	≧130 mmHg ≧85 mmHg
空腹時高血糖	≧110 mg/dL

（日本内科学会ほか．2005）

❸肥満とメタボリックシンドローム

メタボリックシンドロームとは，内臓脂肪型肥満に，血圧高値，脂質異常，血糖高値などの動脈硬化の危険因子を複数併せ持った状態をいう．**表3-4** に，メタボリックシンドロームの診断基準を示す．メタボリックシンドロームになると，糖尿病や心血管疾患のリスクが高まる．

血中の LDL-コレステロールは，細胞がコレステロールを必要とし，取り込まれるまで血流にのって体内を循環するが，量が多くなると血管壁にも入り込み，活性酸素と結びついて酸化される．高血糖状態では，代謝が変化し，活性酸素が増える状態になりやすい．

LDL と HDL

脂質は水への溶解性が低いため，血中ではリポたんぱく質に包まれて運ばれる．低密度リポたんぱく質を LDL（low density lipoprotein），高密度リポたんぱく質を HDL（high density lipoprotein）という．これらはコレステロールを含み，LDL-コレステロールなどと呼ばれる．LDL は身体の各細胞にコレステロールを運び，HDL は余分なコレステロールを肝臓に戻す役目をもつ．

酸化された LDL-コレステロール（酸化 LDL）はマクロファージ[注]（大食細胞）によって貪食されるが，血管内皮の酸化 LDL が多く，マクロファージが集積するとプラーク（動脈硬化巣）が形成される．何らかの刺激でプラークが破綻し，血管壁が破れると，それを修復するために血小板が集まって血栓が形成される．血栓によって血管内腔が狭くなったり塞がったり（血管閉塞）して，血液の循環を悪くする．

マクロファージ

免疫機能に関わる白血球の一つ．体内に侵入した細菌，ウイルスのほか，死んだ細胞や酸化 LDL を捕食．

平成 29 年国民健康・栄養調査報告によると，メタボリックシンドロームが強く疑われる者および予備群と考えられる者は，40～74 歳の男性の 53.7%，女性の 20.3% と深刻な状況にある．メタボリックシンドロームは疾病ではなく，疾病が発症する前の未病の状態なので，生活習慣を改善し，肥満を解消すれば，これらの危険因子はほとんど正常範囲に戻すことができる．

❹糖尿病の一次予防

a）糖尿病とは

糖尿病とは，血糖値が高くなることによって起こる疾病である．血液中のブドウ糖（血糖）は脳細胞をはじめ，体中の細胞のエネルギー源として欠かせないため，血糖値を上げるホルモンは複数存在するが，血糖値を下げるホルモンはインスリンしかない（**図 3-4**）．したがって，糖尿病を予防するためには，インスリンの正常な働きを保つことが重要である．予防可能なのは２型糖尿病と妊娠糖尿病であり，１型糖尿病は予防できない．また，糖尿病は一度罹患すると完治することはなく，深刻な合併症につながるため，一次予防が重要である．

有酸素運動[注]には脂肪の燃焼や血糖値を下げる働きがある．運動不足や食べすぎによって血糖値の高い状態が続けば，膵臓はインスリンを分泌しつづけなくてはならなくなる（**図 3-5**）．膵臓が疲弊すれば，インスリンの分泌能が低下し，インスリンの量が足りなくなる．また，運動不足や食べすぎによって肥満すれば，筋肉は霜降り状態，肝臓は脂肪肝となり，これらの細胞がブドウ糖を取り込む力が低下し，インスリンの効き目が悪くなる（インスリン抵抗性[注]が増す）．したがって，運動不足や食べすぎを解消することが糖尿病の一次予防となる．

有酸素運動

有酸素的代謝で産生したエネルギーを使用する運動．一般的には低～中程度の強度で長時間持続する運動．

インスリン抵抗性

インスリンが作用する臓器（細胞）におけるインスリン感受性が低下し，インスリンの効き目が悪くなること．

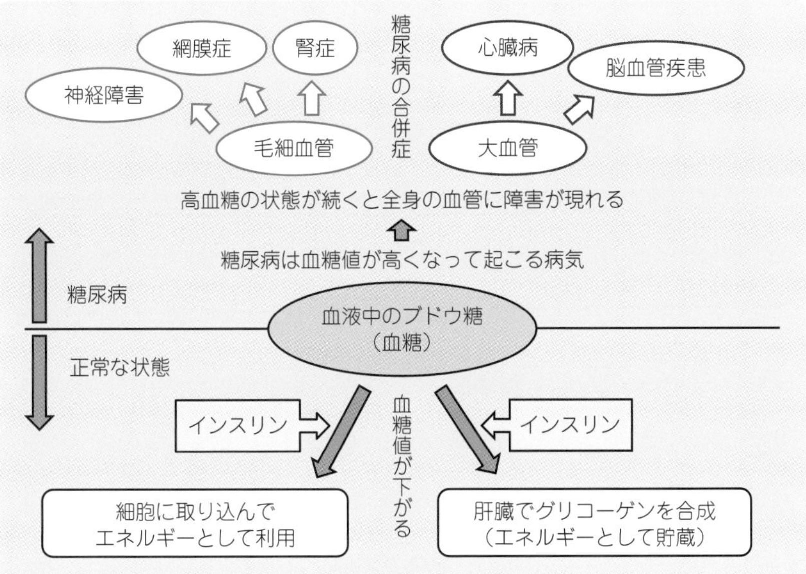

図 3-4 ● インスリンの作用と糖尿病の合併症

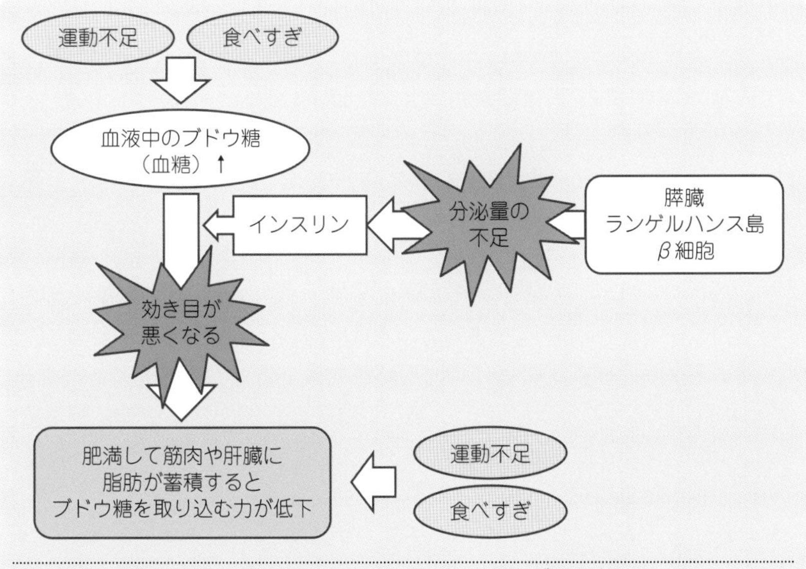

図 3-5 ● 運動不足と食べすぎがインスリンに及ぼす影響

b）糖尿病の栄養管理

糖尿病には，**図 3-6** に示すように，肥満を介する経路と介さない経路がある．肥満を伴った２型糖尿病は，内臓脂肪型肥満によるインスリン抵抗性により発症することから，その予防と管理には肥満の是正が重要である．総エネルギー摂取量の管理は，体重管理とほぼ同等とみなしてよいため，総エネルギー摂取量の適正化を中心とする生活習慣の介入が有効である．

インスリンの作用は糖代謝のみならず，脂質およびたんぱく質代謝など多

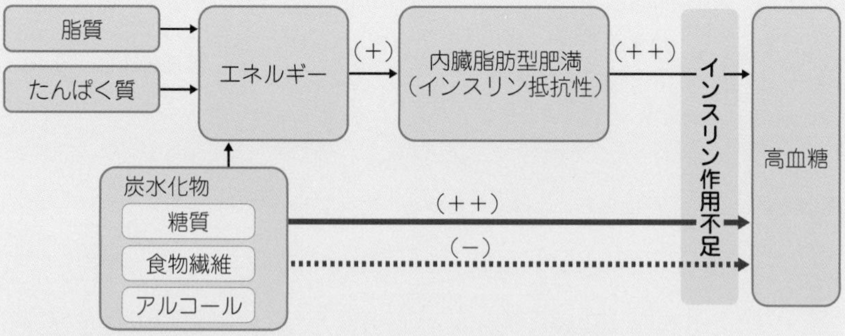

図 3-6 ● 栄養素摂取と高血糖との関連（特に重要なもの）
肥満を介する経路と介さない経路があることに注目したい.
この図はあくまでも栄養素摂取と高血糖との関連の概要を理解するための概念図として用いるに留めるべきである.
〔厚生労働省：日本人の食事摂取基準（2020 年版）. 2019〕

岐に及んでおり，これらは相互に密接な連関をもつことから，日本糖尿病学会の「糖尿病診療ガイドライン 2016」では，炭水化物は 50〜60％エネルギー，たんぱく質 20％エネルギー以下，脂質 20〜30％エネルギーを目安とし，脂質が 25％エネルギーを超える場合は，多価不飽和脂肪酸[注]を増やすなど，脂肪酸の構成に配慮を要するとしている.

多価不飽和脂肪酸
最初の二重結合の位置により，n-3 系（メチル基末端から 3 番目）と n-6 系（6 番目）に区別される.

食物繊維については，15 の介入研究をまとめたメタ・アナリシス[注]において，食物繊維摂取量を平均 18.3 g/日増加させると空腹時血糖が平均 15.3 mg/dL 低下したこと，現在の日本人の平均摂取量が 17〜19 g/日であることから，「糖尿病診療ガイドライン 2016」では，糖尿病における目標量を 20 g/日以上とすることを推奨している.

メタ・アナリシス
系統的レビューによって収集した複数の論文のデータを統合し，一つの結論を導き出すもの.

アルコールは，そのエネルギーのみならず，中間代謝産物が他の栄養素の代謝に影響を及ぼすことから，糖尿病管理における摂取量の適正化は重要な課題である．最近のメタ・アナリシスでは，24 g/日以下の摂取であれば，アルコール摂取は糖尿病発症のリスクを低下させることが報じられており，「糖尿病診療ガイドライン 2016」では，上限として 20〜25 g/日を目安としている．発症リスク低下のメカニズムとしては，インスリン感受性の亢進の関与が示唆されており，アルコールの急性効果として低血糖をきたすこともあるので，特にインスリン療法中の患者の飲酒時には注意が必要である.

❺脳血管疾患の一次予防

脳血管疾患のなかでも，脳出血による死亡率は 1960 年以降低下している．降圧薬などによって高血圧の管理が改善したことにより，死亡は大幅に減り，2019 年の死亡率（人口 10 万対）はくも膜下出血が 9.5，脳内出血が 26.5 であった.

一方，脳梗塞による死亡率は，1980 年ごろまで上昇した後，人口 10 万対 50 前後で推移しており，2019 年は 47.9 となっている．脳梗塞は，脳表面の比較的太い血管が硬化して血栓ができ，内腔が塞がれることによって起こる．脳梗塞を予防するためには，動脈硬化や高血圧，脂質異常症を防ぐこと

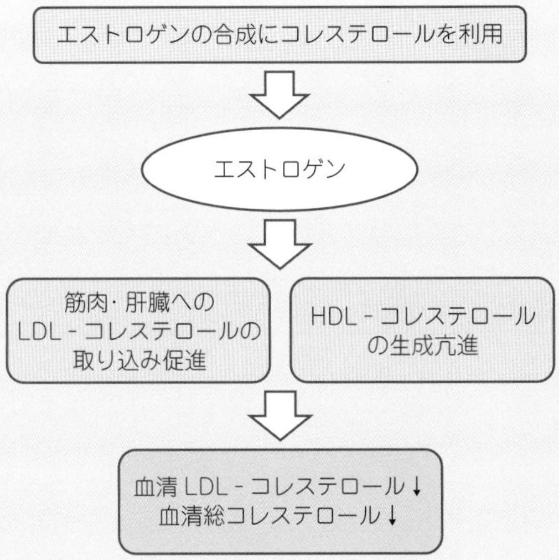

図 3-7 ● エストロゲン（女性ホルモン）と脂質代謝

が重要である．これらを予防するためには，食事に気をつけて，血清 LDL-コレステロール濃度を高くしないことと，LDL-コレステロールが酸化しないように，抗酸化作用のある野菜や果物を多く摂取する必要がある．

❻虚血性心疾患の一次予防

心筋梗塞や狭心症のような心疾患を虚血性心疾患[注]という．図 3-3 の心疾患には，虚血性心疾患だけではなく，慢性リウマチ性心疾患[注]や心不全[注]なども含まれる．虚血性心疾患の危険因子としては，動脈硬化症，高コレステロール血症，高血圧，糖尿病，肥満，喫煙，運動不足，ストレス，閉経があげられている．

2）更年期

❶改善すべき課題と栄養管理

女性ホルモン[注]であるエストロゲンには，**図 3-7** に示すような働きがある．閉経によりエストロゲンの分泌が低下すると，血管は弾力を失うとともに，血清総コレステロールや LDL-コレステロールの値の上昇を引き起こし，動脈硬化の原因となる．女性の血清総コレステロールの値は，閉経後の 50 歳代以降で高くなる．

また，閉経者は加齢に伴い，体重や BMI の増加が見られる（図 3-1）．これは，卵巣機能の低下や女性ホルモンの分泌低下に伴い，栄養素の代謝活性が低下するためと考えられている．したがって，更年期以降の肥満を予防するためには，これまで以上に食生活に気を配る必要がある．

❷更年期障害

わが国における更年期障害の定義と考え方はさまざまである．① 更年期

虚血性心疾患

心臓に血液を送っている冠動脈に動脈硬化が起こり，心臓の筋肉に血液が行き渡らず，虚血状態になる．

慢性リウマチ性心疾患

リウマチ熱によって心臓の弁に炎症が起こり，損傷することによって生じる．血液がうまく通過できなくなる．

心不全

心臓が十分に機能しなくなった状態．すべての心疾患で最終的に心不全に至る可能性がある．

女性ホルモン

卵巣から分泌されるホルモンで，卵胞ホルモン（エストロゲン）と黄体ホルモン（プロゲステロン）の 2 種類．

表 3-5 ● 丈夫な骨を作るために必要な 9 つの栄養素

①骨の構造上必要な栄養素

・カルシウム ― 骨を鉄筋コンクリートにたとえると… → セメントの役割
・たんぱく質 ― 骨を鉄筋コンクリートにたとえると… → 鉄筋の役割
・ビタミン C，鉄，ビタミン K，亜鉛
たんぱく質をカルシウムが結合しやすい構造にする酵素の補酵素
・リン，マグネシウム
カルシウムにはたんぱく質と結合しないでリンやマグネシウムと結合して骨に沈着するものもある

②カルシウムの吸収に必要な栄養素

・たんぱく質，ビタミン D，マグネシウム

に見られる不定愁訴をさす場合もあれば，② 女性ホルモンの減少によって起こる急性症状のみをさす場合もある．また，③ 女性ホルモンの減少による症状だけでなく，更年期に見られる社会的・心理的要因の変化による心身の症状を含める場合もある．

更年期障害をエストロゲンの欠乏による急性症状だけに限定しようとする考え方は，欧米ではすでに一般的である．エストロゲンの減少によって起こる急性症状の代表的なものは，月経停止，顔面紅潮，発汗，不眠の 4 つである．

女性ばかりでなく，50 歳代の男性にも，性機能の低下とともに，食欲・性欲の減退，不眠，いらいら，不安，孤独感などの症状が現れることがある．女性と異なり，急激な性ホルモン（男性ホルモン[注]）の減少はまれであり，仕事や家庭における変化など，社会的要因の影響が考えられる．

男性ホルモン

アンドロゲンとも呼ばれるステロイドホルモン．そのなかの一つであるテストステロンは主に精巣で合成・分泌．

❸骨粗鬆症の予防

骨粗鬆症とは，骨の主な成分であるカルシウムが血液中に出ていき，骨がスカスカになり，折れやすくなる病気である．女性ホルモンには骨を強くする働きがあるため，女性は閉経前後の数年で，性成熟期の約半分にまで骨密度が低下する．男性は女性に比べ，もともと骨量が多く，加齢による減少も女性より緩やかである．

骨は上下の力が加わると強くなる．体重の重い人は重力の負荷がかかるため，骨密度が高くなる一方，やせている人は骨粗鬆症のリスクが高い．骨粗鬆症を予防するためには，ダイエットによるやせすぎを防ぎ，若いうちに骨の形成に必要な栄養素（**表 3-5**）を十分に摂取して，できるだけ骨量を増やしておくことが必要である．なわとびや階段の昇降，ウエイトリフティングなどの骨密度を高くする運動も効果的である．

Chapter

4

高齢期の生理的特徴と栄養管理

学習到達ポイント

- 高齢期の生理的・身体的特徴を理解し説明できる.
- 低栄養とフレイルの関係を説明できる.
- 高齢期の栄養評価法について説明できる.
- 栄養評価に基づいた栄養管理が説明できる.

高齢期の栄養管理の目的は，高齢期の心身機能の変化とその特徴を理解し，フレイルを予防しQOLの維持・向上を図り，健康寿命を延伸することである．そのために，適切な栄養アセスメントに基づいた栄養管理についての正しい知識を習得することが必要である.

1. 生理的特徴

1）高齢期

高齢期では，加齢に伴い身体組織・各臓器の生理機能が徐々に低下することで種々の機能低下が進行する．人口統計調査や世界保健機関（WHO）および「日本人の食事摂取基準（2020年）」では，65歳以上を高齢者と定義している．一方，日本老年学会・日本老年医学会では，近年の高齢者の種々のデータをもとに，65～74歳を准高齢者，75～89歳を高齢者，90歳以上を超高齢者とする区分を提言している．しかし高齢者の心身の機能は同年齢であっても一様ではない．長年の生活習慣も異なり生理的機能や心理的特徴には個人差が見られる．したがって，個々の状況を十分にアセスメントしたうえでの栄養管理が求められる.

2）身体諸機能の加齢変化（老化）

加齢により最大換気量，肺活量等の生理機能は青年期の50％以下に低下し，体組成では骨格筋が減少し脂肪が増加する.

加齢に伴い認められる介護や看護を必要とするさまざまな症状・兆候を総称して老年症候群という（**図4-1**）．特に後期高齢者で増加する症候の多くは要介護と関連する．したがって，高齢者の医療と介護は，医師，看護師，

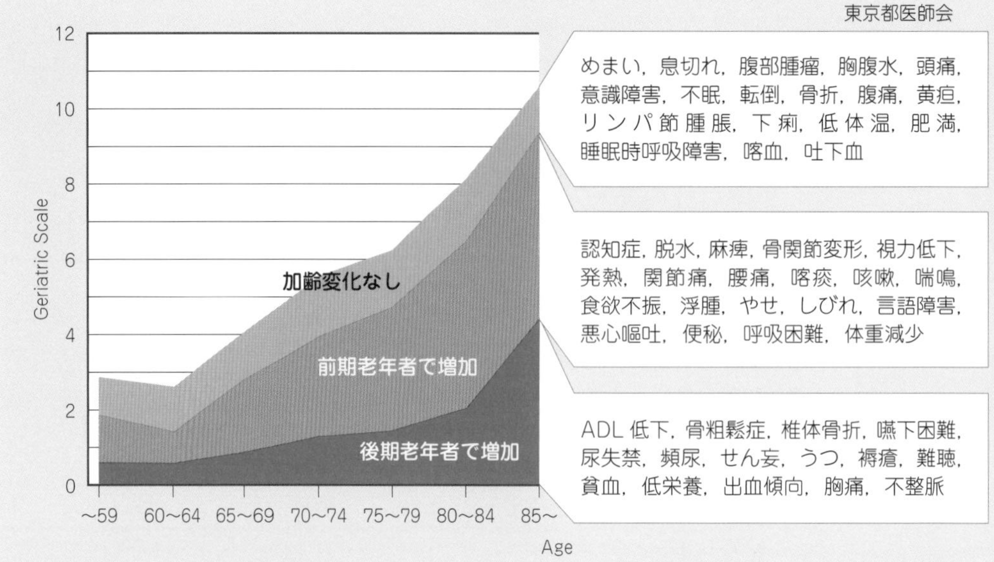

図 4-1 ● 3つの老年症候群

（日本老年医学会編：老年医学テキスト改訂第３版．p69）

介護福祉士，管理栄養士など関係する職種が連携した多角的なケアが必要であり，栄養も重要な役割を果たす．

❶感覚機能

感覚機能の低下は摂食行動，コミュニケーション能力の低下などにつながり，生活意欲が低下傾向となりやすく，QOL は著しく低下する．摂食行動の維持には，味覚だけではなく視覚，臭覚，聴覚などの感覚機能も影響する．

a）味覚

味覚閾値（味の違いがわかる最小値）は加齢とともに上昇し，味覚感受性は低下する．基本五味（甘味，塩味，酸味，苦味，うま味）のうち特に塩味の閾値に変化が見られる．味覚障害をきたす背景としては，薬剤，偏食による栄養素の偏りなども関係している．

b）視覚

加齢とともに視力は低下する．加齢による視力低下には白内障[注]，緑内障，糖尿病性網膜症，加齢黄斑変性症など疾患も関係する．

白内障

水晶体に濁りが生じ網膜に鮮明な像が描けなくなる疾患

COLUMN

半側空間無視

半側空間無視とは，大脳半球が障害されて半側からのあらゆる刺激（視覚，聴覚，触覚等）を認識できなくなる症候のことである．たとえば，視力は維持されているが右半球の脳血管障害後に半側空間障害を認めると，食事場面で左側の皿に手をつけなかったり，茶碗の内容の右半分だけを食べたりする．認識できないことにより幅広い生活場面に困難を生じる．

c）聴覚

加齢と伴い聴覚は低下する．聴覚はコミュニケーションにおいて重要である．したがって，聴覚障害によりQOLやADL低下にも影響する．老人性難聴では言葉の聞き取りの「語音明瞭度」が低下する．加齢による聴覚障害は内耳から中枢の障害により発症することが多い．

d）臭覚

料理の匂い，食品の香りや風味として食欲を高めるのに臭覚は重要な役割を果たしている．臭覚が低下すると，何を食べているのか味がわからない，食品がおいしく感じられないなどと訴え，食欲は低下し食事摂取量にも影響する．加齢により臭覚細胞数は減少し，臭覚閾値が上昇する．70歳以降では特に著明な低下を認めるとの報告もある．臭覚障害は，ガス漏れやきな臭い匂いの察知が困難になり，危険回避の面からも問題となる．

❷摂食・嚥下機能

加齢に伴う咀嚼・嚥下機能の低下は，窒息や誤嚥性肺炎の原因となり生命予後に大きく影響する．加齢による歯牙の喪失，唾液分泌の低下，上顎・下顎運動機能の低下，舌の運動機能低下などが摂食・嚥下機能低下に影響する．摂食・嚥下機能は，認知期（先行期），準備期，口腔期，咽頭期，食道

先行期（認知期）	何をどのように食べるかを判断する時期
準備期	食べ物を咀嚼し食塊を形成する時期
口腔期	食塊を口腔から咽頭に送り込む時期
咽頭期	食塊を咽頭から食道へ送り込む時期
食道期	食塊を食道から胃へ移送する時期

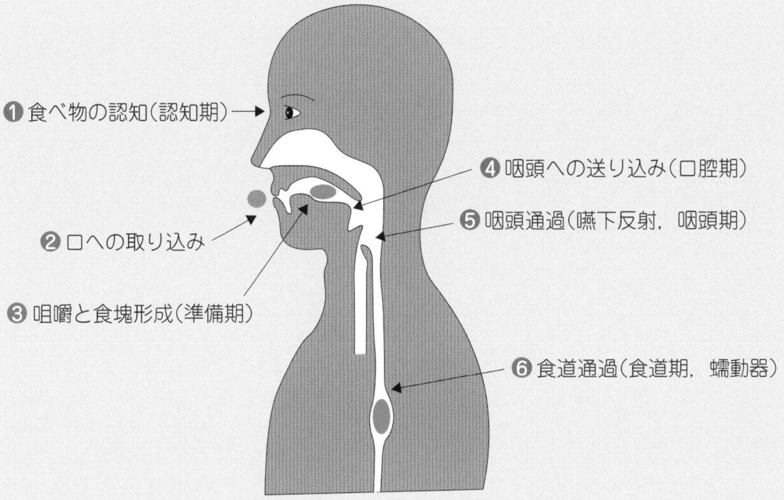

図4-2● 摂食・嚥下機能の5期
（藤島一郎：摂食・嚥下にかかわる器官の解剖・生理とその障害．摂食・嚥下リハビリテーション．中山書店，p3，2014）

期の5期に分類される（**図 4-2**）．準備期の食塊形成の低下，口腔期の咽頭への食塊の送り込み遅延，咽頭期の嚥下反射[注]機能低下などにより，誤嚥[注]・窒息のリスクが高まる．脳血管障害やパーキンソン病などの神経疾患，認知症などにより，摂食・嚥下機能に関連する器官が障害され誤嚥リスクはさらに高まる．また，抗精神薬や抗てんかん薬など薬剤の影響により嚥下機能が低下することもある．

嚥下反射

咽頭部に食物や水分が到達する誘発される反射性の嚥下運動．

誤嚥

食道に流入すべき食べ物や唾液が気管内に流入すること．

❸消化・吸収機能（表 4-1）

消化器の加齢変化は肝臓や膵臓などの実質臓器よりも，胃，小腸，大腸などの消化管臓器で起こりやすい．しかし，消化管の消化・吸収機能には予備的構造が備わっており，臨床的影響を受けることは少ない．疾患や薬剤の影響により，消化管機能に変化を認めることもある．

a）食道

粘膜や筋層の委縮により，食道運動機能異常や内圧異常をきたしやすくなる．食道括約筋，食道の蠕動運動の低下に伴い逆流性食道炎を発症しやすくなる．

b）胃

胃粘膜防御因子低下やヘリコバクター・ピロリ菌感染により粘膜炎症，萎縮性の慢性胃炎を発症した高齢者では，胃酸分泌低下を認め抗菌力低下が見られる．

c）小腸

粘膜萎縮により栄養素の吸収能は低下しやすい．特にビタミンD，カルシ

表 4-1 ● 加齢による消化機能の変化

器官・組織	消化機能の主な変化
口腔	歯牙の欠損，脱落 唾液腺の萎縮による唾液分泌量の減少 咬筋萎縮による咀嚼機能の低下 味蕾細胞の萎縮，減少による味覚機能の低下
食道	嚥下反射機能の低下 食道括約筋機能低下，食道蠕動運動低下に伴い逆流性食道炎発症リスクが高まる．
胃	萎縮性慢性胃炎を認める場合，胃酸分泌機能低下による抗菌力低下しやすい． 加齢により胃前庭部の運動機能が障害されて胃内容物が胃上部から食道へ逆流しやすくなる．
小腸	腸管粘膜萎縮により吸収能も低下する．ビタミンD，カルシウム，鉄の吸収能低下を認める．
大腸	腸管の運動能が低下による弛緩性便秘を認める．
肝臓	加齢により肝細胞数は減少し肝血流量も減少するが症状を呈することはまれである． チトクロム P450 酵素系を介する多くの薬物の代謝は，加齢とともに低下する．
胆のう	加齢により胆汁酸分泌が減少し，コレステロールが増加するとコレステロール系結石が形成されやすい．
膵臓	加齢により膵重量は減少するが，外分泌機能に加齢に伴う変化は見られない．

（日本老年医学会編：老年医学テキスト改訂第３版．p435-437，新老年医学第３版．p 845-849 を参照）

表 4-2 ● 高齢者の食欲不振・低栄養に関連する要因

環境要因	身体的要因	精神・心理的要因
独居 介護者・協力者の欠如 調理能力の欠如または技術不足 食品調達の困難さ 経済状況	四肢の運動機能障害による活動性の低下 疾病の重症度 多剤服用による影響 咀嚼・嚥下機能の低下 味蕾細胞減少による味覚の変化 視力，臭覚の低下 便秘，下痢，嘔吐など消化器症状を認める 消化管機能の低下	認知機能の低下 抑うつ傾向 孤独感 生きがいの喪失 意欲の低下 精神疾患・障害

（高齢者の栄養管理パーフェクトガイド）

ウム，鉄は影響を受けやすい．

d）大腸

腸管の運動性も低下し，弛緩性便秘を認める場合が多い．

e）肝臓

チトクロム P450 酵素系を介する薬物代謝は加齢の影響を受ける．薬剤代謝が遅延し薬効が増大することがあるので，服用時の注意が必要である．

f）胆のう

加齢により胆汁酸分泌が減少するため，コレステロールが増加するとコレステロール系結石が形成されやすい．

g）膵臓

重炭酸，トリプシン，リパーゼの分泌能は低下するが，外分泌能に影響するほどではない．

❹食欲不振・食事摂取量の低下

高齢者の食欲不振は，内臓機能の低下，味覚，臭覚の低下，活動性の低下，心因性によるものなどさまざまな要因が考えられる．また，加齢に伴い食欲に関連する内分泌機能も変化するとの報告もある．一方，疾病治療薬の影響で食欲不振を認めるケースも多いため，投薬状況の確認も必要である．高齢者の食欲不振および低栄養は，社会環境要因・身体的要因・精神・心理的要因などさまざまな要因が関連している．したがって，高齢者の身体・精神面の変化および環境要因を十分にアセスメントし，適切な対応が求められる（**表 4-2**）．

❺たんぱく質・エネルギー代謝の変化

a）たんぱく質代謝

加齢に伴い骨格筋は減少し体脂肪は増加する．食事摂取により筋たんぱく質合成が増加し，たんぱく質異化は減少するが，高齢者ではたんぱく質代謝回転速度や生理機能の低下によりたんぱく質利用効率は低下傾向となる．除脂肪体重（lean body mass）の減量に伴って生体は，筋肉量の減少（骨格筋，心筋），アルブミンなどの内臓たんぱく質の減少，免疫能の障害（リンパ球，抗体，補体など），創傷治癒遅延，臓器障害（腸管，肝臓，心臓），生体適応の障害などを引き起こし生命予後に影響する．

b）エネルギー代謝

加齢に伴う筋肉などの除脂肪組織の減少などにより基礎代謝は低下する．高齢者では壮年期に比較し基礎代謝が5%程度低下するとの報告がある．活動量の低下，筋肉量の減少など複数の要因により総エネルギー消費量も減少する．

❻カルシウム代謝の変化

カルシウムは，主に十二指腸および空腸から吸収される．腸管からのカルシウムの吸収にはビタミンDの栄養状態も影響する．カルシウムバランスがプラスになると骨にカルシウムが蓄積され，マイナスになると骨からカルシウムが溶出される．「日本人の食事摂取基準（2020年版）」では30歳以上の成人の推奨量は男性750 mg/日，女性は650 mg/日とされている．65～74歳までの前期高齢者では，成人と同様の基準であるが，75歳以上は男性700 mg/日，女性600 mg/日と示されている．食欲低下により食事量が減少

表4-3 ● バーセルインデックス（機能的評価）

1 食 事	10：自立，自助具などの装着可，標準的時間内に食べ終える 5：部分介助（たとえば，おかずを切って細かくしてもらう） 0：全介助
2 車椅子からベッドへの移動	15：自立，ブレーキ，フットレストの操作も含む（非行自立も含む） 10：軽度の部分介助または監視を要する 5：座ることは可能であるがほぼ全介助 0：全介助または不可能
3 整 容	5：自立（洗面，整髪，歯磨き，ひげ剃り） 0：部分介助または不可能
4 トイレ動作	10：自立，衣服の操作，後始末を含む，ポータブル便器などを使用している場合はその洗浄も含む 5：部分介助，体を支える，衣服，後始末に介助を要する 0：全介助または不可能
5 入 浴	5：自立 0：部分介助または不可能
6 歩 行	15：45メートル以上の歩行，補装具（車椅子，歩行器は除く）の使用の有無は問わない 10：45メートル以上の介助歩行，歩行器の使用を含む 5：歩行不能の場合，車椅子にて45メートル以上の操作可能 0：上記以外
7 階段昇降	10：自立，手すりなどの使用の有無は問わない 5：介助または監視を要する 0：不能
8 着替え	10：自立，靴，ファスナー，装具の着脱を含む 5：部分介助，標準的な時間内，半分以上は自分で行える 0：上記以外
9 排便コントロール	10：失禁なし，浣腸，坐薬の取り扱いも可能 5：ときに失禁あり，浣腸，坐薬の取り扱いに介助を要する者も含む 0：上記以外
10 排尿コントロール	10：失禁なし，収尿器の取り扱いも可能 5：ときに失禁あり，収尿器の取り扱いに介助を要する者も含む 0：上記以外

代表的なADL評価法で，現在もっとも広く使用されているものの一つ．
食事以下，排尿コントロールまでの10項目にわたり，得点を加算する．
最高点100は完全自立，85点では65％以上が歩行自立可能．65点以上で基本動作は自立，40点以下では基本動作（食事・排泄・整容）は全介助か部分介助が必要．最低点0点は自立度なし．

すると，カルシウム摂取量は低下する．腸管からのカルシウム吸収能の低下を考慮し，カルシウムバランスをプラスに保つためには 850 mg のカルシウム摂取が必要であるとの報告もある．また，高齢女性の場合，閉経によるエストロゲンの減少に伴うカルシウムの吸収率低下も考慮する必要がある．

❼身体活動レベルの変化

身体活動レベルは，日常生活が自立している在宅高齢者よりも介護の必要な施設入所高齢者の方が低下している．身体活動の低下に伴い骨格筋量も減少する．身体活動と生命予後との観点からも，定期的な運動の実施による消費エネルギー量の増加が必要である．

❽日常生活動作（ADL）の低下

高齢者の健康状態には，疾患の影響ばかりではなく生活環境やライフスタイルの要因が大きく関与している．朝起床し，夜就寝するまでの毎日の生活のなかで日常的に遂行している動作や活動を ADL（activities of daily living）という．ADL は，食事・排泄・歩行・入浴・更衣などの身の回り動作などの「基本的 ADL」と，買い物，食事の準備，公共交通機関を利用しての外出など，自立した社会生活に必要な活動の「手段的 ADL」に分類される．

基本的 ADL の評価には，食事，排泄，移動など 10 項目で評価する「バーセルインデックス（barthel index；BI）」（**表 4-3**）が用いられる．また，リハビリテーションの医療現場では主に機能的自立度評価表（function independence measure；FIM）（**表 4-4**）が用いられる．

表 4-4 ● 機能的自立度評価表（FIM）

セルフケア	食事 整容 清拭 更衣（上半身） 更衣（下半身） トイレ	1～7
排　泄	排尿コントロール 排便コントロール	1～7
移　乗	ベッド，椅子，車椅子 トイレ 浴槽，シャワー	1～7
移　動	歩行，車椅子 階段	1～7
コミュニケーション	理解（聴覚，視覚） 表出（音声，非音声）	1～7
社会認識	社会的交流 問題解決 記憶	1～7
合　計		18～126

FIM 採点基準	
7 点	完全自立
6 点	修正自立 手すりなど補助具を利用
5 点	監視，準備 介助者による待機，準備等が必要
4 点	最小介助 一部介助が必要だが課題の 75％以上を自分で遂行可
3 点	中等度介助 一部介助が必要だが課題の 50％以上 75％未満を自分で遂行可
2 点	最大介助 課題の 25％以上 50％未満を自分で遂行可
1 点	全介助 課題の 25％未満しか自分で遂行できない

1983 年に Granger らによって開発された ADL 評価法．介護負担度の評価が可能で，ADL 評価のなかでも信頼性と妥当性があると評価され，リハビリテーションの分野などで幅広く活用されている．

表 4-5 ● 老研式活動能力指標

	質 問	1	0	点 数
1	バスや電車を使って一人で外出できますか	はい	いいえ	
2	日用品の買い物ができますか	はい	いいえ	
3	自分で食事の用意ができますか	はい	いいえ	
4	請求書の支払いができますか	はい	いいえ	
5	銀行預金・郵便貯金の出し入れが自分でできますか	はい	いいえ	
6	年金などの書類が書けますか	はい	いいえ	
7	新聞を読んでいますか	はい	いいえ	
8	本や雑誌を読んでいますか	はい	いいえ	
9	健康についての記事や番組に関心がありますか	はい	いいえ	
10	友だちの家を訪ねることがありますか	はい	いいえ	
11	家族や友だちの相談にのることがありますか	はい	いいえ	
12	病人を見舞うことができますか	はい	いいえ	
13	若い人に自分から話しかけることがありますか	はい	いいえ	
		合計得点		点

交通機関の利用や買い物などの高次生活機能の評価を目的として古谷野，柴田らが開発した老研式活動能力指標がよく用いられる．

（古谷野 宣，ほか：日本公衆衛生雑誌，34(3)：109-114，1987）

手段的 ADL の評価には，「老研式活動能力指標」（**表 4-5**）や「手段的日常生活活動（instrumental activities of daily living；IADL）尺度」（**表 4-6**）などが使用される．

❾排泄機能（排尿，排便）

正常な排尿には，① 尿意を判断する大脳機能 ② トイレに行って排尿の準備をするための運動機能 ③ 大脳から脊髄を経て末梢神経に至る神経系支配を受け「蓄尿」「排尿」をコントロールする膀胱・尿道機能によって保たれている．大脳の機能障害，ADL 低下や廃用症候群などにより，在宅高齢者の 5〜15%，施設入所高齢者では 30〜80%に尿失禁を認めるとの報告がある．高齢者が尿失禁を起こしやすい要因は，加齢に伴う膀胱・尿道の生理的機能低下，運動機能の低下，認識力低下が関係するが，薬剤の影響や肥満などが関与している場合もある．

大腸内の便塊は，蠕動運動によりＳ状結腸から直腸に移動し直腸内壁の伸展刺激が骨盤神経から大脳に伝達されて便意が生じ排便する．高齢者では直腸の感覚低下により，Ｓ状結腸の便が直腸に到達しても便意を感じないことがある．高齢者の排便障害は，腸管知覚低下や筋力低下などにより便秘・便失禁が見られる．また刺激性下剤の影響により下痢症状を認めることもある．

❿精神・心理面の変化

加齢による精神機能の変化は脳機能以外に，身体的要因，環境的要因を強く受けるため個人差が大きい．高齢者に見られる「うつ症状」，「うつ病」は職業や社会的立場の喪失や伴侶の死など，さまざまな喪失体験に伴い出現することが多い．感情が障害され気持ちの落ち込みや感情的な反応が低下すると，身体症状として，不眠，食欲低下，体重減少などを認め，倦怠感，疲労

表 4-6 ● 手段的日常生活活動（IADL）尺度

項 目	採 点	
	男性	女性
A 電話を使用する能力		
1．自分から電話をかける（電話帳を調べたり，ダイアル番号を回すなど）	1	1
2．2～3のよく知っている番号をかける	1	1
3．電話には出るが自分からかけることはない	1	1
4．まったく電話を使用しない	0	0
B 買い物		
1．すべての買い物は自分で行う	1	1
2．少額の買い物は自分で行える	0	0
3．買い物に行く時はいつも付き添いが必要	0	0
4．まったく買い物はできない	0	0
C 食事の準備		
1．適切な食事を自分で計画し準備し給仕する		1
2．材料が提供されれば適切な食事を準備する		0
3．準備された食事を温めて給仕する，あるいは食事を準備するが適切な食事内容を維持しない		0
4．食事の準備と給仕をしてもらう必要がある		0
D 家事		
1．家事を一人でこなす，あるいはときに手助けを要する（例：重労働など）		1
2．皿洗いやベッドの支度などの日常的仕事はできる		1
3．簡単な日常的仕事はできるが，妥当な清潔さの基準を保てない		1
4．すべての家事に手助けを必要とする		1
5．すべての家事に関わらない		0
E 洗濯		
1．自分の洗濯は完全に行う		1
2．ソックス，靴下のゆすぎなど簡単な洗濯をする		1
3．すべて他人にしてもらわなければならない		0
F 移送の形式		
1．自分で公的機関を利用して旅行したり自家用車を運転する	1	1
2．タクシーを利用して旅行するが，その他の公的輸送機関は利用しない	1	1
3．付き添いがいたり皆と一緒なら公的輸送機関で旅行する	1	1
4．付き添いか皆と一緒で，タクシーか自家用車に限り旅行する	0	0
5．まったく旅行しない	0	0
G 自分の服薬管理		
1．正しい時に正しい量の薬を飲むことに責任がもてる	1	1
2．あらかじめ薬が分けて準備されていていれば飲むことができる	0	0
3．自分の薬を管理できない	0	0
H 財産取り扱い能力		
1．経済的問題を自分で管理して（予算，小切手書き，掛金支払い，銀行へ行く）一連の収入を得て，維持する	1	1
2．日々の小銭は管理するが，預金や大金などでは手助けが必要	1	1
3．金銭の取り扱いができない	0	0

各項目ごとに該当する右端の数値を合計する（男性 0～5 点，女性 0～8 点）．

（長寿科学総合研究 CGA ガイドライン研究班：高齢者総合評価的機能評価ガイドラインより）

感などさまざまな身体的不調の訴えが見られる．精神面の変化により食思不振となり，食事摂取量が低下するこにより，低栄養リスクも高まるために十分に留意する必要がある．

2. 栄養評価

高齢者では，低栄養のリスクが高く，低栄養に陥ると免疫能が低下し，疾病治癒遅延や重篤な感染症を誘発しやすくなる．低栄養は高齢者の生命予後に著しく影響するため，定期的な栄養評価が必要である．

1）栄養状態のスクリーニングと栄養評価

❶栄養スクリーニング

高齢者では低栄養により骨格筋と脂肪組織の著明な減少を認める．内臓たんぱく質が比較的保たれているマラスムス型低栄養と内臓たんぱく質の低下が著しく，高度の浮腫を認めるクワシオルコル型の低栄養が見られる．

高齢者の栄養評価では，血清アルブミンなどの血液検査の所見と身体計測を組み合わせた評価が必要である．しかし，在宅や施設入所高齢者では血液検査データの入手が困難な場合が多く，体重の変化，食事摂取状況および身体機能や ADL を指標とする評価方法について検討することも必要である．

専門的知識がなくても，簡便にスクリーニングできるツールとして，MNA®-SF（Mini Nutritional Assessment Short Form）（**図 4-3**）が活用されている．MNA®-SF は過去 3 か月間の食事量の変化，体重減少，急性疾患の有無および移動能力や神経・精神的問題と BMI と 6 項目について点数化し栄養状態を評価する高齢者に特化したスクリーニングツールである．感度・特異度も高く，血清アルブミン値との関連性を認める報告もあり，高齢者の栄養スクリーニング方法として在宅・施設を問わず広範に利用されている．一方，高齢入院患者のスクリーニングでは，血清アルブミンと理想体重から求める Geriatric Nutrition Index（GNRI）（**表 4-7**）の活用も有効である．

❷栄養評価

低栄養リスクを認める高齢者を栄養スクリーニングで抽出し，血液検査，食事摂取量および摂取状況，身体計測，臨床診査所見などにより栄養不良の程度を客観的に評価する（**図 4-4**）．客観的データを用いることで，栄養介入後のアウトカム評価が容易になる．

2）食事摂取基準

高齢者は 65～74 歳，75 歳以上の 2 つに区分されている．健康寿命の延伸，介護予防の観点から，フレイルやサルコペニア予防と栄養の関連についても紹介されている．

フレイル予防の観点から，総エネルギー量におけるたんぱく質の目標量の下限は 15％に引き上げられた．フレイル予防および生活習慣病予防の両者に配慮する観点から 65 歳以上の BMI の範囲は 21.5～24.9 kg/m^2 とされている．

低ビタミンD状態はフレイル発症リスクとなることなど，フレイル予防と栄養についても紹介されている．高齢者の栄養ケアでは，食事摂取基準を参考に必要栄養量を算定するが，現疾患，身体機能，活動性などにより個人差が大きいため必要量の設定には十分な栄養アセスメントが必要である．高齢期の食事摂取基準は第 4 巻の巻末資料を参照のこと．

Nestlé Nutrition INSTITUTE

簡易栄養状態評価表
Mini Nutritional Assessment
MNA®

氏名：　　　　　　性別：

年齢：　　　体重：　　　kg　身長：　　　cm　調査日：

スクリーニング欄の口に適切な数値を記入し、それらを加算する。11 ポイント以下の場合、次のアセスメントに進み、総合評価値を算出する。

スクリーニング

A　**過去3ヶ月間で食欲不振、消化器系の問題、そしゃく・嚥下困難などで食事量が減少しましたか？**
0＝著しい食事量の減少
1＝中等度の食事量の減少
2＝食事量の減少なし

B　**過去3ヶ月間で体重の減少がありましたか？**
0＝3 kg 以上の減少
1＝わからない
2＝1～3 kg の減少
3＝体重減少なし

C　**自力で歩けますか？**
0＝寝たきりまたは車椅子を常時使用
1＝ベッドや車椅子を離れられるが、歩いて外出はできない
2＝自由に歩いて外出できる

D　**過去3ヶ月間で精神的ストレスや急性疾患を経験しましたか？**
0＝はい　2＝いいえ

E　**神経・精神的問題の有無**
0＝強度認知症またはうつ状態
1＝中程度の認知症
2＝精神的問題なし

F　**BMI (kg/m²)：体重(kg)÷身長(m²)**
0＝BMI が 19 未満
1＝BMI が 19 以上、21 未満
2＝BMI が 21 以上、23 未満
3＝BMI が 23 以上

スクリーニング値：小計
（最大：14 ポイント）
12 ポイント以上：栄養状態良好→これ以上のアセスメントの必要なし
11 ポイント以下：低栄養のおそれあり→次のアセスメントへ進む

アセスメント

G　**生活は自立していますか（施設入所や入院をしていない）**
1＝はい　0＝いいえ

H　**1日に3種類以上の処方薬を飲んでいる**
0＝はい　1＝いいえ

I　**身体のどこかに押して痛いところ、または皮膚潰瘍がある**
0＝はい　1＝いいえ

J　**1日に何回食事を摂っていますか？**
0＝1回
1＝2回
2＝3回

K　**どんなたんぱく質を、どのくらい摂っていますか？**
・乳製品（牛乳、チーズ、ヨーグルト）を毎日1品以上摂取　はい □　いいえ □
・豆類または卵を毎週2品以上摂取　はい □　いいえ □
・肉類または魚を毎日摂取　はい □　いいえ □
0.0＝はい、0～1つ
0.5＝はい、2つ
1.0＝はい、3つ

L　**果物または野菜を毎日2品以上摂っていますか？**
0＝いいえ　1＝はい

M　**水分（水、ジュース、コーヒー、茶、牛乳など）を1日どのくらい摂っていますか？**
0.0＝コップ 3 杯未満
0.5＝3 杯以上 5 杯未満
1.0＝5 杯以上

N　**食事の状況**
0＝介護なしでは食事不可能
1＝多少困難ではあるが自力で食事可能
2＝問題なく自力で食事可能

O　**栄養状態の自己評価**
0＝自分は低栄養だと思う
1＝わからない
2＝問題ないと思う

P　**同年齢の人と比べて、自分の健康状態をどう思いますか？**
0.0＝良くない
0.5＝わからない
1.0＝同じ
2.0＝良い

Q　**上腕（利き腕ではない方）の中央の周囲長(cm)：MAC**
0.0＝21cm 未満
0.5＝21cm 以上、22cm 未満
1.0＝22cm 以上

R　**ふくらはぎの周囲長 (cm)：CC**
0＝31cm未満
1＝31cm 以上

評価値：小計（最大：16 ポイント）
スクリーニング値：小計（最大：14 ポイント）
総合評価値（最大：30 ポイント）

低栄養状態指標スコア

17～23.5 ポイント	□	低栄養のおそれあり (At risk)
17 ポイント未満	□	低栄養

Ref.　Vellas B, Villars H, Abellan G, et al. *Overview of MNA® - Its History and Challenges*. J Nut Health Aging 2006; 10: 456-465.
Rubenstein LZ, Harker JO, Salva A, Guigoz Y, Vellas B. Screening for Undernutrition in Geriatric Practice: *Developing the Short-Form Mini Nutritional Assessment (MNA-SF)*. J. Geront 2001; 56A: M366-377.
Guigoz Y. The Mini-Nutritional Assessment (MNA®) *Review of the Literature – What does it tell us?* J Nutr Health Aging 2006; 10: 466-487.
® Société des Produits Nestlé, S.A., Vevey, Switzerland, Trademark Owners
© Nestlé, 1994, Revision 2006. N67200 12/99 10M
さらに詳しい情報をお知りになりたい方は、
www.mna-elderly.com にアクセスしてください。

図 4-3 ● 簡易栄養状態評価表

表 4-7 ● Geriatric Nutrition Index（GNRI）

GNRI＝(14.89×血清アルブミン値 g/dL)＋41.7×(体重/標準体重)	
98≦GNRI	：低栄養リスクなし
92≦GNRI＜98	：軽度低栄養リスク
82≦GNRI＜92	：中等度低栄養リスク
GNRI＜82	：重度低栄養リスク

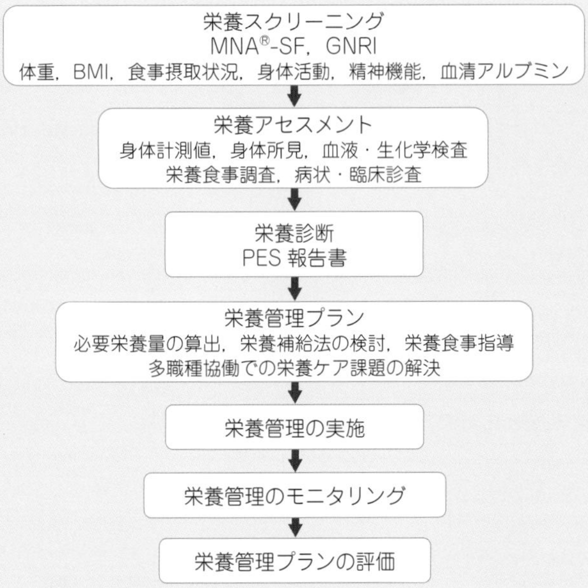

図 4-4 ● 栄養管理プロセス

3. 栄養管理

1）低栄養・フレイルの予防と対応

❶フレイル

フレイルは加齢に伴う身体組成の変化，エネルギーバランスの不均衡，恒常性の調節障害，神経変性疾患などにより，健康障害に対する脆弱性《ぜいじゃくせい》が増加した状態である．加齢により筋力や筋肉量が減少することで身体活動量が低下し，エネルギー消費量も低下する．活動性低下により食欲も低下するため，食事量も減少し低栄養状態となる．低栄養に伴いさらに体重が減少し筋力低下・筋肉量減少につながる負のサイクル（フレイルサイクル）を招く（**図 4-5**）．

フレイルは自立と要介護状態の中間にあり，適切な介入により自立状態へと戻すことが可能である．適切な栄養管理と定期的な運動を行うことは，フ

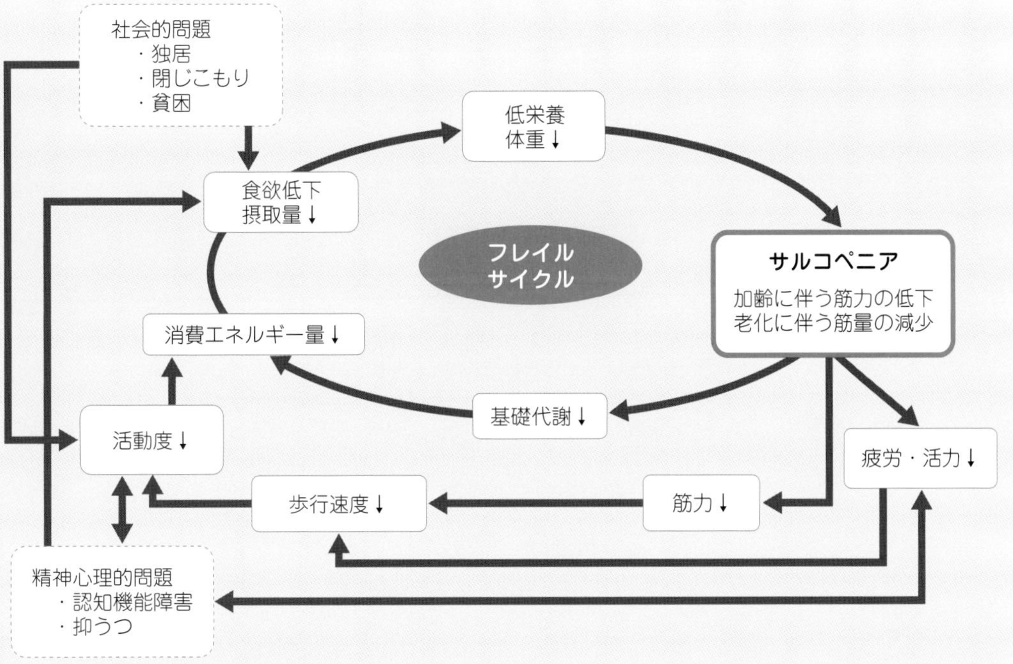

図 4-5 ● フレイルサイクル

（Xue QL, et al. J Gerontol A Biol Sci Med Sci 2008；63：984-9 を一部改変）

表 4-8 ● フレイルに関連する栄養素

項目	
たんぱく質	必須アミノ酸のうち，ロイシンに強い筋たんぱく質同化作用が存在する． たんぱく質摂取後に誘導される筋たんぱく質合成は，高齢者では成人に比較し低下しており，同化抵抗性が認められる．
ビタミンD	ビタミンDは神経と筋肉の協調作用に関連することが報告されている． 低ビタミンD状態はフレイル発症リスクとなる．
ビタミンE	健常者と比較しフレイル傾向者ではビタミンEレベルは低下傾向を認める．
カロテノイド	血清カロテノイド低下とフレイルが関連するとの報告がある．
n-3 系不飽和脂肪酸	サプリメントとしてEPA，DHAを投与し筋肉たんぱく合成速度を評価した研究では，投与によりたんぱく合成能が増加したとの報告がある．

レイル予防につながる（**表 4-8**）．

❷サルコペニア

筋肉量の減少と筋力の低下をサルコペニアという．加齢による一次性サルコペニアと活動不足，疾患，栄養不足による二次性サルコペニアに大別される．高齢者の転倒や骨折，寝たきりなど要介護状態に至る要因となる．サルコペニア発症は，加齢に伴う生体内のホルモンバランスの変化，炎症性サイトカイン上昇も影響するが，活動性の低下や低栄養も重要な要因である

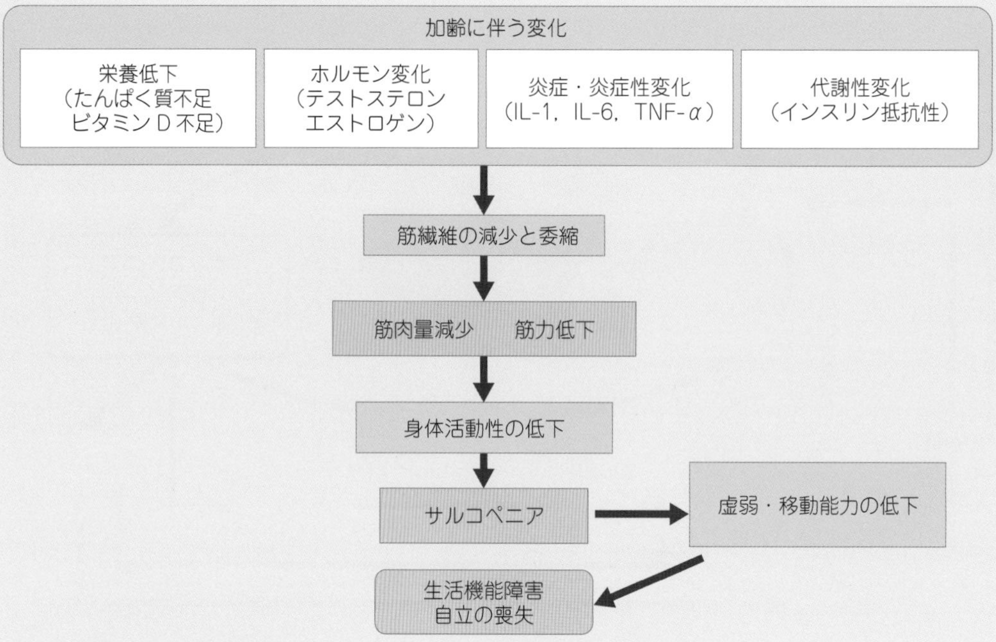

図 4-6 ● 加齢性筋肉量減少症（サルコペニア）に関連する要因
(Burton LA, Sumukadas D. Clin Invest Aging 2010 : 217-28)

（**図 4-6**）．

サルコペニアとフレイルは密接な関係がある（図 4-5）．特に低栄養に伴う筋たんぱく合成基質の不足は筋肉量の減少を加速させると報告されているが，高齢者では嗜好の変化や食欲不振によるたんぱく質摂取量不足に陥りやすい．したがって，栄養アセスメントを行い適切な栄養補給が必要である．筋合成には，たんぱく質の補充だけではなくたんぱく質による筋合成に見合う十分なエネルギー摂取も必要となる．

また，フレイル・サルコペニア予防には，筋肉および骨の維持も重要であり，カルシウム，ビタミンDを十分に補給する必要がある．必須アミノ酸のロイシンを多く含有するアミノ酸サプリメントと運動を組み合わせた介入研究では，除脂肪体重と筋力の増加および歩行機能の改善が見られたと報告されている．

❸ロコモティブシンドローム

骨，関節，筋肉などの運動器の障害により，要介護もしくは要介護リスクが高い状態をロコモティブシンドローム（運動器症候群）という（**図 4-7**）．三大要因として，① 骨粗鬆症，② 変形性関節症など下肢の関節機能障害，③ 脊椎管狭窄による脊髄・神経根障害があげられる．

運動器障害による移動能力の低下により ADL が著しく低下するため，バランス能力や下肢筋力が低下しないように運動を習慣化することが重要である．栄養面では，骨格筋維持や骨粗鬆症予防のためカルシウム，ビタミンD，ビタミンKを十分に補充する．

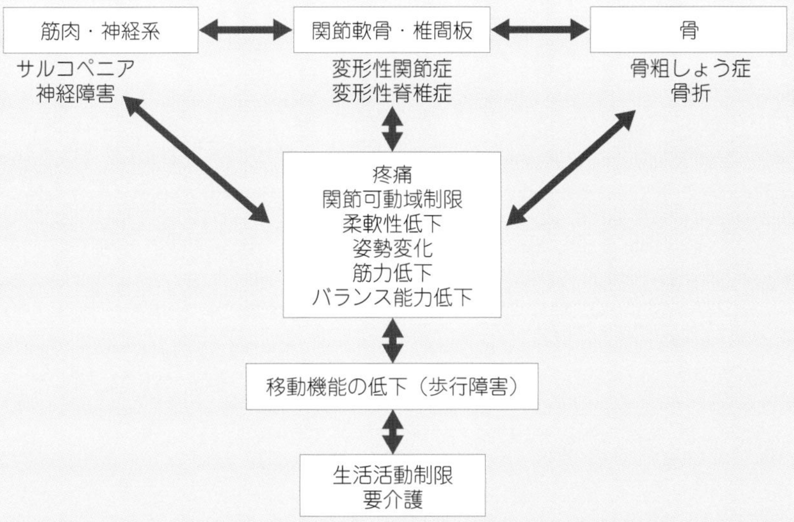

図 4-7 ● ロコモティブシンドロームとは

（日本整形外科学会公式ロコモティブシンドローム予防啓発公式サイトより）

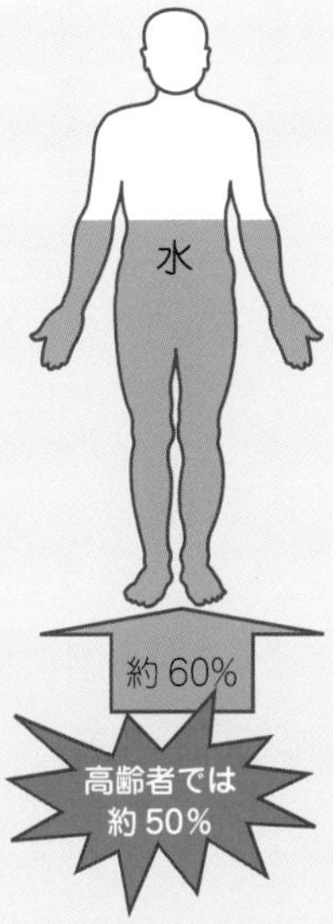

1 日の摂取量 2,200〜2,800 mL	1 日の排出量 2,200〜2,800 mL
食事 1,000 mL 食事以外の飲み物 1,000〜1,500 mL	不感蒸泄（呼吸や皮膚からの水分の蒸発） 1,000 mL
代謝水（代謝により作られる） 200〜300 mL	尿 200〜300 mL 便 1,000〜1,500 mL

筋肉・皮下組織の備蓄水分の減少
発熱・下痢，嘔吐など体調の変化により水分を失いやすい
口渇感が低下

図 4-8 ● 体内での水分出納

また，肥満は関節への負担を増大させるため，肥満予防のため適正なエネルギー管理も必要である．

2）脱水と水分補給

体重の約 60%は体液である．水分の 2/3 は細胞内液，1/3 は細胞外液である．生体は溢水《いっすい》[注]や脱水にならないよう水分摂取と損失を調整している（**図 4-8**）．

溢水

体内に水分が過剰に貯留している状態．心不全，腎不全などで見られる．

表 4-9 ● 高齢者の脱水の原因と対応プラン

脱水の原因	チェックポイント	対応プラン
食事の摂取量不足	食事摂取量のモニタリング	食事摂取量が 50〜60％の場合は，栄養の補助以外に水分補給ゼリーを提供する．
口渇感の低下による自発的水分摂取量の不足	飲水量の確認	食事時間以外に水分補給の時間を設け，日課とする
発熱	口唇，口腔粘膜，皮膚（腋下）等の乾燥をチェック 検温 発汗状況を確認する	発熱に伴い不感蒸泄が増加．38℃以上の場合，1℃上昇につき 500 mL 水分摂取を増加する必要あり
下痢・嘔吐	下痢の形状および回数 嘔吐回数，量	原疾患の治療 腸管に負担をかけず，こまめに水分補給する 嘔吐によりナトリウム，カリウムなどの電解質も喪失する．アイソトニック飲料の利用を検討する．
薬剤の影響 （利尿剤，下剤）	利尿剤，緩下剤の服用状況の確認 尿の回数，下痢の状況確認	尿量に応じた水分補給 利尿により，ナトリウム，カリウムも喪失するため，補充が必要．
慢性疾患の影響	高血糖に伴う利尿 腎疾患に伴う等張尿	原疾患の治療 尿量に応じた水分補給

しかし，高齢者は体液量の減少，食事摂取量の低下，摂食・嚥下機能の低下，口渇感の低下などさまざまな要因により脱水になりやすい．また，発熱，下痢，嘔吐，利尿薬投与などによっても水分が喪失されるため，脱水の原因をアセスメントし，適切なプランを検討する（**表 4-9**）．

3）転倒，骨折の予防

高齢者は転倒リスクが高く，転倒に伴う大腿骨頸部骨折が原因となり寝たきりとなるケースも多い（**図 4-9**）．転倒にはさまざまな要因があるが，身体的要因としては，視力の低下や白内障，筋力の低下，バランス能力の低下などがあげられる．起立性低血圧，パーキンソン病などの神経疾患，骨粗鬆

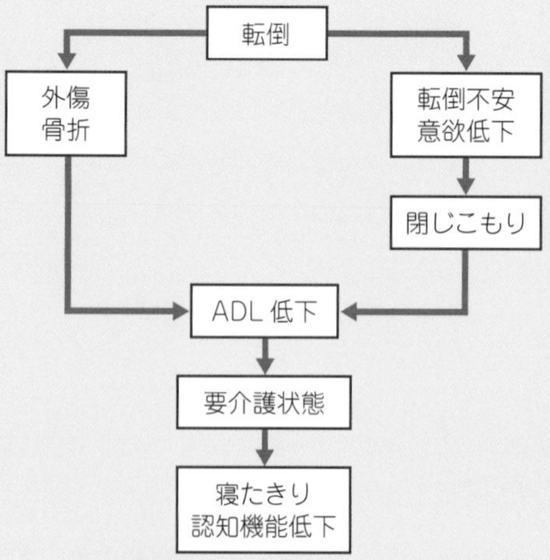

図 4-9 ● 転倒がもたらす影響

（日本老年医学会雑誌編集委員会編：老年医学 update2004-02. p95-105，2004）

症などの疾患的要因もあげられる．睡眠導入剤，鎮静剤など薬剤によるふらつきも転倒に影響する．

環境要因として，居室内の段差や障害物，スリッパなどの履物，手すりの有無などがあげられる．骨折予防のため，転倒リスクをアセスメントし，環境要因の改善を図る必要がある．

転倒予防のため，筋力保持，バランス能力向上に向け，散歩などの継続的運動の実施，骨粗鬆症予防・治療の栄養因子であるカルシウム，ビタミンD，ビタミンKを十分に補給することも重要である．

4）慢性閉塞性肺疾患（chronic obstructive pulmonary disease；COPD）

COPDはたばこの煙を主とする有害物質を長期に吸入暴露することで生じた肺の炎症性疾患である．末梢気道の狭窄性変化により気流制限を認める．そのため慢性の咳嗽《がいそう》，喀痰《かくたん》，労作時呼吸困難などの症状が見られる．

日本人の40歳以上のCOPD有病率は8.6％，患者数は530万人と推定される（NICEスタディ2001年）．COPD有病者は，喫煙者と喫煙経験のある人のほうが非喫煙者よりも高く，高齢者になるほど高い傾向が見られる．

高頻度に栄養障害を起こし，COPD患者の約70％に標準体重90％未満の体重減少が見られ，マラスムス型栄養障害の傾向を示す．食事中の腹部膨満感や息苦しさなどの呼吸困難感により食事摂取量低下を認める．栄養・食事面の工夫が重要である（**表4-10**）．

5）認知症への対応

認知症の症状は，脳の神経細胞の機能低下により生じる．進行とともに記憶障害のほかに，失語，失行，失認などの「中核症状」により，日常生活の自立維持が困難となる．認知症患者で見られる幻覚，妄想，抑うつ，徘徊，興奮，不穏，不眠などは「行動・心理兆候（behavioral and psychological symptoms of dementia；BPSD）」として区分されている（**表4-11**）．

治療としては，認知機能向上やBPSD（行動心理症状）低減を目的とした薬物療法が行われる．生活障害の改善を目的として個々の症状に応じた認知症ケアが行われる．認知症ケアの基本は“Person-centerd care”であり，認知症があっても，「その人らしく」暮らせるよう支援するために，本人の

表4-10 ● COPD患者への栄養・食事療法

① 炭水化物の過剰摂取は二酸化炭素産生を増加させるため，脂質エネルギー比率を高めとした栄養配分が基本となる
② 呼吸筋保持のため，たんぱく質を十分に補給する
③ 筋たんぱく質の異化抑制およびたんぱく質合成促進作用を有する分岐鎖アミノ酸を補充する
④ 1食あたりの食事量を減らし分割食とする
⑤ 少量・コンパクトに栄養補給できる高エネルギー・高たんぱく質の食品を工夫する
⑥ 経口摂取が不十分な場合，濃厚流動食や栄養補助食品の利用する（高脂肪・低糖質を特徴とし二酸化炭素産生量の少ないCOPD用の濃厚流動食が有用である）

表 4-11 ● 認知症の症状

中核症状	行動・心理兆候周辺症状
記憶障害	精神症状 　不安，うつ状態，興奮，不眠など
認知障害 　・失語 　・失行 　・失認 　・実行機能の障害	性格変化 妄想・幻覚，幻視 せん妄 不穏，攻撃性 徘徊 食行動異常（異食，盗食） 排泄行動異常

表 4-12 ● 認知症において低栄養が生じる背景

初　期	・抑うつ症状による食欲不振を認める ・記憶障害，実行機能障害に伴う食事準備困難 ・食べたことを忘れる ・同一のものばかりを摂取し栄養素の偏り，摂取量の不足
中後期	・食物の認識困難による摂取量低下 ・失行による食具の使用ができず，摂食行為が困難となる ・口腔内貯留時間の延長，うまく飲み込めない ・集中力の低下により着席維持が困難となる ・落ち着きがなく遊び食べを繰り返す
終末期	・嚥下機能が著しく低下する ・嚥下機能低下に伴い，摂取可能な食形態が限定される ・誤嚥リスクが高まり経口摂取が困難となる．経腸栄養検討を含め終末期ケアの検討が必要となる

（認知症ハンドブック．p350）

言動を本人の立場で考え認知症ケアすることをこころがける

認知症高齢者は生活習慣病を含むさまざまな内科疾患を合併することが多い．特に糖尿病による高血糖がアルツハイマー病の進行に影響するとの報告もある．認知症高齢者の食行動は個々に異なるが，食事摂取したことを忘れ食事を要求する，家人に隠れての「盗食」などの行為によりエネルギー過剰となる場合がある．

一方，認知症の進行に伴い，失行により食べ方がわからなくなる，食事に集中できない，食べるのを拒否するなどの状況が見られ，低栄養リスクも高まる．さらに重症化すると，摂取・嚥下機能も障害され誤嚥のリスクが高まる（**表 4-12**）．

栄養管理のポイントは，①その人のペースに合った食事時間の調整，②エネルギーの過剰摂取に注意する，③野菜を多く摂取する，④こまめな水分摂取，⑤n-3 系脂肪酸の摂取，などである．「拒食」を訴える場合は，家族に食習慣・食嗜好を確認し好みの物の提供を検討する．介護スタッフと連携してその人の生活リズムに合わせて食事時間を調整することも有効である（**表 4-13**）．

6）咀嚼・嚥下障害への対応

摂食・嚥下障害を認める場合は，嚥下造影検査[注]を行い障害部位と機能を

嚥下造影検査

レントゲン透視下で造影剤入りの食物を嚥下し，気管流入の有無（誤嚥）を確認する検査．

表 4-13 ● 認知症による摂食行動異常に対する栄養ケアの実際

所見	栄養ケアプラン
食べたことを忘れ要求する	食べ終えた食器を残しておくなどして，食事を終えたことを説明する
食器・食具の使い方がわからなくなる	スプーンなどの食具を持たせて，最初の一口を介助して，食べる行為を促す
食事に集中できない	時々食事介助して食べる行動を促したり，目の前の食器を入れ替えたりして，注意を促す
早食い 詰め込み過ぎ	・食事を小分けして，少量ずつ提供する ・スプーンの大きさを小さくする ・声かけをして，食べるペースをゆっくりとするよう促す
傾眠傾向	・食事開始前に十分な覚醒状態にあるか否かを確認する ・食事中は声かけをしながら，ゆっくりと食事介助する ・1 回の食事量を少なめにし，食事時間を長びかせない （不足分の栄養はおやつや栄養補助食品でカバーする） ・1 日の生活リズムを整える
嚥下困難	ミールラウンドなどにより食事摂取状況を十分に観察し，嚥下障害の程度に応じて，ポジショニングや食形態の調整を図る

判定し間接訓練[注]を開始する．嚥下反射が見られ，誤嚥のリスクが低くなったら食物を介した直接訓練を始める．

間接訓練

嚥下訓練には間接訓練と直接訓練があり，間接訓練は，口腔器官や頸部の運動など食べ物を用いずに行う訓練．

嚥下機能に合わせ食形態を調整した食事を嚥下調整食という．嚥下調整食に適する食形態は，ゼリーやプリンのように食塊がまとまった凝集性の高いもの，ゼラチンゼリーのように咽頭や食道をなめらかに通過しやすいものである．お茶やみそ汁などの液体は，咽頭通過速度が速く誤嚥リスクがもっとも高い．とろみ調整食品などを用いて適度な粘性をつけ，咽頭通過速度を遅らせるよう工夫する．かまぼこやこんにゃくのように口腔内でばらばらになり食塊形成が困難な食品は誤嚥リスクが高いので避ける必要がある．

好きな物をおいしく食べられることは，誤嚥予防にもつながる．したがって，本人の好みの味つけ，盛りつけや香りなどを工夫することで，視覚，臭覚を刺激し食事への意識を高めることも重要である．

7）日常生活動作の支援

高齢者は加齢に伴う身体機能の低下や脳血管障害や神経疾患，認知症の進行など種々の影響で，日常生活動作の低下を認める（**表 4-14**）．運動機能の低下は食欲や排便コントロールにも影響する．特に上肢の運動機能低下により，食事摂取時の体幹保持が困難となり，摂取量低下や摂食・嚥下障害にも影響する．残存する機能の維持を目指しながら，スプーンや箸などの自助具[注]の検討，食事量の調整，食形態の調整，補食の検討が必要である（**表 4-15**）．

自助具

機能の低下した部分を補い自立した生活が送れるようにするための用具．食事用自助具にはスプーン，食器などがある．

8）排便障害

便秘は，便が長時間にわたり腸管に停滞し水分が減少し固くなり排便困難を伴う状態であり，加齢とともに増加を認める．通常は 24～48 時間で排便を認める．腸管の蠕動運動の低下，薬剤による腸内細菌層の変化，活動性の低下，食事摂取量低下などが便秘の誘因となる．便秘の改善に向けては運動

表 4-14 ● 基本的な日常生活動作

項　目	機能低下により起こる状況
食　事	食物を切り分けるなど，一部介助が必要 自力での摂取は困難，全面的に食事介助が必要
移　動 ・ベッドから車椅子への移乗 ・車椅子の駆動 ・平地歩行 ・階段昇降	ベッドから車椅子への移乗の際に一部介助が必要 ベッドから車椅子への移乗の際に抱き上げてもらうなど全面的に介助が必要 車椅子移動時の補助が必要 歩行時の見守り，介助が必要 昇降時の見守り，介助が必要
整　容	手洗い，洗顔，歯磨き，ひげ剃り，髪すきなどで補助，介助が必要
用便動作	便座に腰掛ける，衣類を整える，衣類を汚染させずに排便する際に介助，補助が必要
入　浴	シャワー浴も含め，入浴時に介助が必要
更　衣	衣類の脱着，ボタン留め，ファスナーの上げ下げなど更衣に介助が必要
排便コントロール	随意的な排便が困難，便失禁による衣類汚染
排尿コントロール	随意的な排尿が困難，尿失禁による衣類汚染

表 4-15 ● 日常生活動作低下時の食事支援

自助員の調整	上肢の機能障害（特に利き手の障害）を認める場合，摂食行動が困難となりやすい． 障害の程度に応じた自助具や自助食器を利用し摂食をサポートする．
食事量の調整	食事時間が延長すると易疲労状態から誤嚥しやすくなる． ハーフ食など量の調整を行う．
食形態の調整	自助具を利用し，自力摂取しやすい刻み方や食物の形状を工夫する．
補食の検討	摂取量不足による低栄養予防のために，栄養補助食品などを利用し低栄養を予防する．

表 4-16 ● 排便障害の時の食事支援

食物繊維	食物繊維は便の体積量を増やし腸管の通過を促進させる効果がある．
プレバイオティクス	フラクオリゴ糖やラフィノースなどの難消化性食品成分，大腸に常在する有用菌を増殖させる，あるいは有害な細菌の増殖を抑制する効果がある．オリゴ糖は大豆，たまねぎ，ゴボウ，ねぎ，アスパラガス，バナナなどに多く含まれている．
プロバイオティクス	ヨーグルトや発酵乳など，腸内フローラを良好に保つため有益に働く生きた細菌を含む食品，代表的なものとして，ヨーグルトや乳酸菌飲料，納豆や漬け物に含まれるビフィズス菌があげられる．
充分な水分補給	便の形状調整に重要な役割を果たす．

習慣や規則正しい食生活が重要である．便秘薬などによる排便コントロールが主となるが，十分な食物繊維や水分の摂取，乳酸菌の補充など排便を促す食事ケアも重要である（**表 4-16**）．

4. 後期高齢者の食事支援に必要な基本的事項

75歳以上の後期高齢者では，複数の慢性疾患を有しており，多くの老年症候群を認める場合が多い．また身体機能の低下に伴い日常活動機能も低下し，低栄養や摂食・嚥下障害などの栄養ケア上の問題や介護依存度が高まるなど多くの課題を抱えている．フレイル予防，介護予防のためには，栄養介入だけではなく，介護・リハビリなど幅広い観点からケアを考える必要がある．

以下，後期高齢者が「その人らしく」長寿を全うするため，サポートすべき管理栄養士の役割について述べる．

1）QOLと栄養ケア

「食べる」という行為は，食べたい意欲，食べ物の認知，摂食，咀嚼，嚥下，消化管における消化吸収，各組織での栄養代謝という一連の機能で成り立っている．親しい人と一緒に，好みの物をおいしく楽しく食べることは生きる喜びにつながり，精神的健康を維持するための重要な要素である．したがって，食におけるQOLの向上は，健康寿命の延伸，主観的幸福感に寄与し生命予後にも影響を与える．

摂食・嚥下機能や消化管の機能，栄養状態の評価など「身体的要因」からのケア・マネジメントを基本とし，さらに家族や友人との食卓を囲む喜びや，毎日おいしく食べることができている充足感など「食の満足感，精神的充実」，さらに食を通しての家族関係の構築など「社会的要因」と多方面からアセスメントすることは，個人の尊厳を保ち，「その人らしく」健康寿命を全うするための基本的要件であるといえる．

2）「食べない」「食べたいけれど食べられない」高齢者の問題

食欲不振，食事摂食量減少および低栄養の背景として，「食べない（拒食）」「食べたいけれど食べられない」と訴える高齢者の問題がある．

その要因は，疼痛や消化器症状など疾患によるもの，薬剤など治療によるもの，精神的・肉体的なストレスによるもの，運動不足や睡眠不足により空腹感を認めない，欠食・不規則な食事時間，孤独，食事の準備ができないな

COLUMN

リハビリテーションと栄養ケア

高齢者の介護予防の視点から，ロコモティブシンドロームの予防およびサルコペニア・フレイル予防のため，筋力保持，増強のための有酸素運動および筋力トレーニングなどのリハビリテーションが重要である．筋力トレーニンングによるバランス能力向上により転倒リスクが改善したとの報告もあり，定期的な運動習慣は重要である．また，骨格筋の増強およびリハビリテーションの継続には栄養ケアも不可欠である．たんぱく質（アミノ酸では特にロイシン）およびビタミンDやビタミンB_6の補充が重要である．

表 4-17 ● 高齢者における「食べない」「食べられない」要因

	主な要因	対応策
食べない	認知機能の低下	→嗜好面の配慮，生活リズムに合わせた食事時間
	うつ病（うつ症）	→嗜好面の配慮，薬剤の検討
	悪性腫瘍治療中の副作用	→嗜好面の配慮，治療スケジュールに合わせた支援
	活動性低下に伴う消化管機能の低下	→少量頻回食，栄養補給食品の利用
	排便障害	→プレバイオティクス，プロバイオティクスの利用
	薬剤の副作用に伴う食欲不振，腹部膨満感	→使用薬剤の再検討
食べられない	摂食・嚥下障害	→摂食・嚥下評価による機能に応じた食形態の調整
	ADL 低下	→障害の状態に応じた食形態の検討，自助具の利用
	経済的問題	→MSW やケアマネージャーが介入し生活支援の検討
	介護力不足	→ケアマネージャーが介入しホームヘルパーなど生活支援，配食サービスなどの検討
	消化器疾患による影響 （慢性胃炎，肝硬変，慢性膵炎など）	→病状に応じた治療食の検討，少量頻回食，栄養補助食品の利用
	慢性疾患による影響 （慢性腎不全，COPD，心不全など）	→病態の課題に沿った対応プランの検討

〔葛谷雅文：食べない老人への対応．日本老年医学会雑誌，46(1)，2009 を参照〕

ど多様である．

「食べない」要因，「食欲はあるが食べられない」要因をアセスメントし，要因に応じた適切な介入が必要である（**表 4-17**）．

3）栄養ケアとチーム連携

後期高齢者は，身体機能の低下や介護状況が変化すると，居住環境は多様化する．① 介護保険を利用した在宅療養，② 介護保険下の特別養護老人ホーム，老人保健施設など，③ ほぼ自立した高齢者を対象とした，サービス付き高齢者住宅，ナーシングホーム，経費老人ホームなど，自立度や要介護のレベルによって居住環境も異なってくる．

❶在宅高齢者

要介護状態になっても住み慣れた地域で自分らしい暮らしを人生の最後まで継続できる支援をめざして地域包括ケアシステムが構築されてきている．要介護高齢者が医療機関から施設，そして在宅へと移行しても適切な栄養管理が必要である．

そのためには，①病態，生活状況，身体状況，ADL など栄養ケア上必要な情報についてかかりつけ医，介護支援専門員（ケアマネジャー），訪問看護師，訪問介護員（ホームヘルパー）との連携が重要である．②食・栄養に関係するケア上の課題についてケアマネジャーや訪問看護師など在宅療養に関わる専門職種との情報の共有が必要である．③栄養ケア上の課題解決に向け，主治医やケアマネジャーと連携し，在宅訪問栄養食事指導実施に向けての検討も必要である（**図 4-10**）．

❷介護保険施設入所高齢者

摂食・嚥下障害を認める施設入所高齢者に対しては，介護保険下で「経口移行加算[注]」「経口維持加算[注]」が算定できる．摂食機能障害により誤嚥を認める場合，経口維持計画書を作成し，医師，看護師，ケアワーカー，管理

経口移行加算

経管栄養中の者に対し経口摂取を進めるために栄養管理を進めるために管理栄養士が経口による食事摂取のために栄養管理を行う場合の加算．

経口維持加算

経口摂取できるが摂食機能障害を有し誤嚥が認められる者に対し，管理栄養士が継続して経口による食事の摂取を進めるための特別な管理を行った場合の加算．

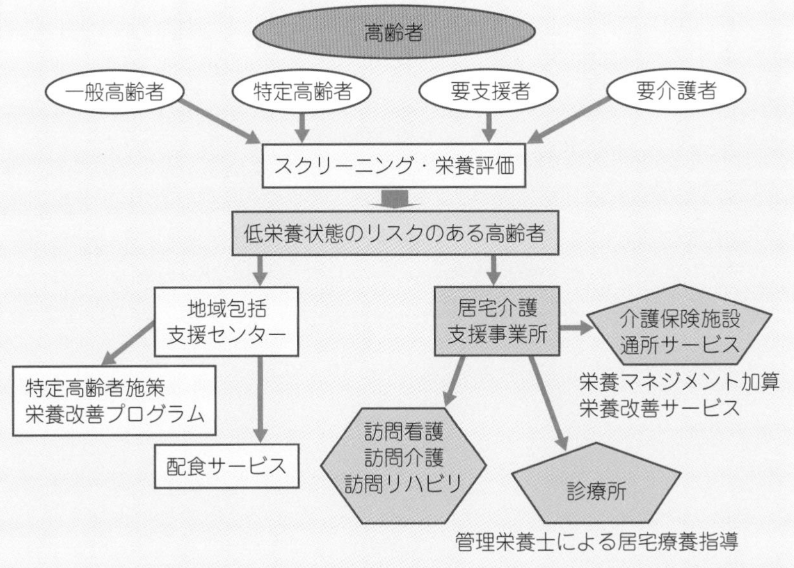

図 4-10 ● 在宅療養のおける特定高齢者施策および介護保険下のサービス

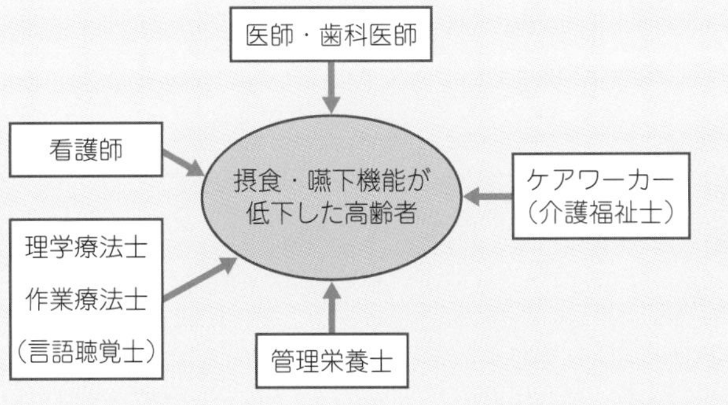

図 4-11 ● 介護高齢者施設における摂食・嚥下機能低下を認める高齢者へのチームアプローチ

栄養士などが協働してケアにあたることが求められている．したがって，医師・歯科医師とも連携したチームアプローチが実施されている（**図 4-11**）．

4）高齢者における経腸栄養管理（胃ろう管理）

経腸栄養は，消化機能は維持されているが脳梗塞で意識障害がある場合や誤嚥リスクが高い場合など経口摂取が困難または不十分なケースで適応となる．意識障害，摂食・嚥下機能障害を認め，経口摂取困難な高齢者が，介護施設や在宅で長期にわたり経腸栄養管理する場合は，胃ろうまたは腸ろうより栄養補給するケースが多い．胃ろうは，胃に穴をあけて専用チューブを挿入し胃に直接栄養補給する方法である．内視鏡下で比較的短時間で安全に胃ろうカテーテルを挿入する技術が確立されており，広範に用いられている．

経腸栄養剤は窒素源の分解の程度で，成分栄養剤（アミノ酸），消化態栄養剤（ペプチド），半消化態栄養剤（たんぱく質）に分類される．

経腸栄養剤は 1 mL で 1 kcal が基本であるが，高濃度，低濃度タイプのものもある．また，腎不全，肝不全，糖尿病などの病態に特化した栄養素や成分を配合した病態別経腸栄養剤も使用されている．

使用に当たっては，栄養アセスメントおよび病態のアセスメントを行い，投与栄養量の設定や疾患や病態に合わせた適切な経腸栄養剤の選択が必要である．また，水・電解質を定期的にモニタリングし脱水や電解質異常に対する栄養管理も重要である．寝たきりの高齢者では，栄養剤の胃食道逆流による誤嚥性肺炎の危険性も高く，栄養剤に粘度をつけ半固形化した投与法も活用される．胃食道逆流を予防する目的で開発された半固形化栄養剤を使用する場合もある．

胃ろう管理中は，口腔ケアが行われないケースも多いが，口腔内の細菌繁殖により誤嚥性肺炎を誘発しやすいため，日常的な口腔ケアの実施も不可欠である．

Part

2

運動・特殊環境と栄養

私たち人間の生活を取り巻く環境は大きく多様化しており，身体活動・運動，ストレス，高温・低温，高圧・低圧などの特殊環境条件下に置かれる場合，ライフステージとは異なる独特の環境に応じた栄養学が必要である．

健康を維持・増進させるための生活活動・運動の意義と必要性，さらに運動と栄養の関係を理解することは，運動時の栄養管理を適切に実施するうえで重要である．そのためには，「健康づくりのための身体活動基準」「健康づくりのための身体活動指針（アクティブガイド）」の基本的概念と科学的根拠を理解し，運動による糖質・脂質・たんぱく質代謝への影響を把握し，さらには運動と疾病の関係についても学ぶ．

また，ストレス条件下では，ストレス刺激により生体の恒常性がどのように影響を受け変化するのか，ストレス反応，適応と自己防御がどのように対応するのかを知る．また，エネルギー代謝をはじめ，たんぱく質やその他の栄養素の代謝への影響を理解し，栄養と生活習慣病の関係にまで展開し学ぶ．

物理的環境要因である高温・低温，高圧・低圧，無重力などの特殊環境条件下では，通常とは異なる体内代謝が生じ，エネルギー代謝の亢進による発熱・発汗，代謝亢進による栄養素の体内需要の増大などが起こる．

これら日常とは異なる状況下で見られる代謝と身体変化を十分に学ぶように心がけてほしい．

Chapter

1

運動時の生理的特徴と栄養管理

学習到達ポイント

- 生涯を通じた健康管理のための身体活動・運動の意義について説明できる.
- 健康づくりのための身体活動基準および健康づくりのための身体活動指針（アクティブガイド）の基本概念および科学的根拠について説明できる.
- 生活活動・運動時のエネルギー代謝および生理的変化の特徴について説明できる.
- 年齢，運動の種類，強度（メッツ，%最大酸素摂取量），時間に応じた栄養管理について説明できる.
- 体力を向上させるための運動の種類とトレーニングの方法について概説できる.
- さまざまなトレーニング時の効果的な栄養補給法について概説できる.

運動時の栄養の目的は，生活活動と運動の必要性，健康を維持・増進させるために必要な運動と栄養の関係について理解し，その栄養管理を正しく実践することにある．そのためには，生活活動・運動の意義を理解し，健康を維持・増進するための身体活動基準や身体活動指針の基本概念および科学的根拠について，正しい知識を習得することが必要である．

1. 運動時の生理的特徴とエネルギー代謝

1）骨格筋とエネルギー代謝

❶骨格筋線維の分類

骨格筋線維は，遅筋線維と速筋線維に大きく分類される．遅筋線維は，収縮速度が遅く有酸素性エネルギー産生機構に優れており，速筋線維は，収縮速度が速く無酸素性エネルギー産生機構に優れている（**表 1-1**）.

❷エネルギー産生機構

生体内では，直接のエネルギー源であるアデノシン三リン酸（adenosine triphosphate；ATP）が消費される．ATP を供給する機構は，酸素を必要

表 1-1 ● 骨格筋線維の特性

	遅筋線維（赤筋線維）	速筋線維（白筋線維）
ミオグロビン含有量	高い	低い
トリグリセライド貯蔵	高い	低い
クレアチンリン酸貯蔵	低い	高い
ミトコンドリア密度	高い	低い
毛細血管密度	高い	低い
酸化酵素活性	高い	低い
解糖系酵素活性	低い	高い
収縮速度	遅い	速い
疲労性	遅い	速い

（高橋徹三，ほか編：運動生理学．改訂第2版，p 18，建帛社，2005）

としない無酸素性エネルギー産生機構と酸素を必要とする有酸素性エネルギー産生機構とに分類される．

a）無酸素性エネルギー産生機構

無酸素性エネルギー産生機構は，非乳酸系（ATP-CP 系）と乳酸系に分類される．

ATP-CP 系

筋肉中のクレアチンリン酸（creatine phosphate；CP）が分解されて，ATP 生成のためのエネルギーが供給される．筋肉中の ATP と CP の含量は非常に少ないため，このエネルギー供給系は最大運動を行った場合には 10 秒以内で停止する．

乳酸系

グルコース（グリコーゲン）が酸素のない状態で乳酸にまで分解され，ATP 生成のためのエネルギーが供給される．このエネルギー供給系は，筋肉への無機リン酸の蓄積などの要因により停止すると考えられており，最大運動時の ATP-CP 系と乳酸系とを合わせたエネルギー供給時間の限界は 1 分以内である．

b）有酸素性エネルギー産生機構

酸素供給下では，TCA サイクル・電子伝達系[注]による有酸素性機構によりエネルギーが供給される．このエネルギー供給系では，原材料（三大栄養素）と酸素の供給が十分ならばいくらでもエネルギーを産生することができる．

電子伝達系

生体内で電子を酸素原子に伝達する一連の系で呼吸鎖とも呼ばれ，ミトコンドリア内にある．

❸運動強度・運動時間とエネルギー代謝

主なエネルギー源となる栄養素は糖質（炭水化物）と脂肪であるが，これらの燃焼割合は運動強度・運動時間によって異なる．すなわち，運動強度が高くて運動時間が短いほど酸素の供給が不十分になるために，糖質の使われる割合が多くなる．一方，運動強度が低くて運動時間が長くなるほど，脂肪の使われる割合が多くなる．しかし，長時間運動の場合には脂肪のみがエネルギー源となることはなく，同時に糖質も消費される．糖質の体内貯蔵量は脂肪の体内貯蔵量よりもはるかに少ないため，体内グリコーゲン量が持久性運動の遂行能力を規定する要因となる（**図 1-1**）．

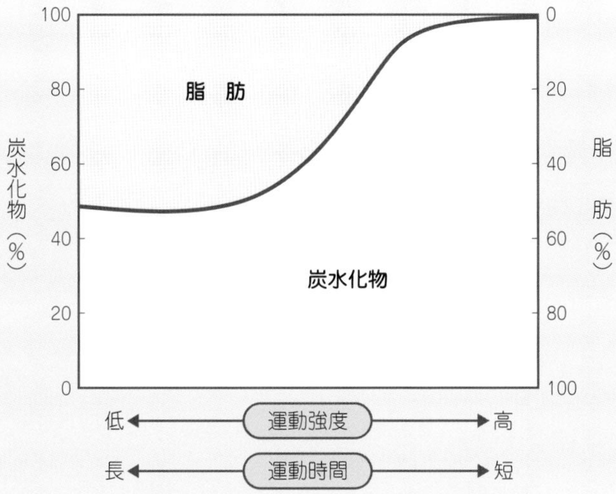

図 1-1 ● 運動強度・運動時間とエネルギー源との関係
（Fox EL : Sports Physiology. p 36, Saunders, 1979）

2）運動時の呼吸・循環応答

❶運動時の呼吸機能の応答

肺換気量は，次式で求めることができる．

　肺換気量＝1 回換気量×呼吸数

安静時には，1 回換気量が 0.5 L，呼吸数が 16 回/分として，肺換気量は 8 L/分となる．運動時には，運動強度が高くなるにつれて 1 回換気量と呼吸数がともに増加する．最大運動時の肺換気量は，持久的運動鍛錬者では次のレベルにまで達する．

　最大換気量（150 L/分）＝1 回換気量（2.5 L/回）×呼吸数（60回/分）

肺呼吸から見た酸素摂取量は，次式で求めることができる．

　酸素摂取量＝肺換気量×酸素摂取率[注]

安静時には，肺換気量が 8 L/分，酸素摂取率が 3%として，酸素摂取量は約 0.25 L/分となる．運動時には，運動強度が高くなるにつれて肺換気量が増加する．酸素摂取率は，運動強度が低い場合には上昇するが，運動が激しくなると安静時のレベルに下がる．最大運動時の酸素摂取量（最大酸素摂取量）は，持久的運動鍛錬者では次のレベルにまで達する．

　最大酸素摂取量（4.5 L/分）＝最大換気量（150 L/分）
　　　　　　　　　　　　　　×酸素摂取率（3%）

酸素摂取率
肺に取り込まれた吸気中の酸素が，肺毛細血管へ移行する割合．酸素濃度は，吸気中では約 21%，呼気中では 16〜18 % 程度である．

❷運動時の循環機能の応答

心拍出量は，次式で求めることができる．

　心拍出量＝1 回拍出量×心拍数

安静時には，1 回拍出量が 70 mL，心拍数が 70拍/分として，心拍出量は約5L/分となる．運動時には，運動強度が高くなるにつれて1回拍出量と心拍数がともに増加する．最大運動時の心拍出量は，持久的運動鍛錬者では次のレベルにまで達する．

最大心拍出量(30L/分)＝1回拍出量(150mL/拍)
×心拍数(200拍/分)

組織呼吸から見た酸素摂取量は，次式で求めることができる．

酸素摂取量＝心拍出量×動静脈血酸素較差[注]

動静脈血酸素較差

動脈血と混合静脈血（全身の各所から集まった静脈血のこと）の酸素濃度の差．血中ヘモグロビン（Hb）濃度を15g/dLとすると，Hbは酸素1.34mL/gと結合するので，肺でガス交換を終えたばかりの動脈血中酸素濃度は約20mL/dLとなる．

安静時には，心拍出量が5L/分，動静脈血酸素較差が5mL/dLとして，酸素摂取量は0.25L/分となる．運動時には，運動強度が高くなるにつれて心拍出量と動静脈血酸素較差がともに増加する．最大酸素摂取量は，持久的運動鍛錬者では次のレベルにまで達する．

最大酸素摂取量(4.5L/分)＝最大心拍出量(30L/分)
×動静脈血酸素較差(15mL/dL)

❸有酸素運動と無酸素運動

a）有酸素運動

運動が開始されると酸素摂取量が増加するが，運動の初期には，呼吸・循環機能の適応に時間を要するために酸素不足の状態が起こる．その後，運動強度が低い場合には，運動に必要な酸素量と実際に摂取している酸素量が等しくなり，この状態を定常状態という．定常状態では，有酸素性エネルギー産生機構によるエネルギーが消費されることになる．(**図1-2**)．

b）無酸素運動

瞬発的な運動の場合には，ATP-CP系によるエネルギーが消費される．持久的な運動では，運動強度が高くなると有酸素性エネルギー産生機構によるエネルギーに加えて乳酸系によるエネルギーが供給され，運動時間は短くなる（図1-2）．

c）無酸素性作業閾値

運動を次第に強くしていくと，肺換気量と二酸化炭素排泄量がある運動強度を境にして急激に増加しはじめる．この運動強度は，無酸素性作業閾値（anaerobic threshold；AT）と呼ばれ，無酸素性（乳酸系）エネルギー産生

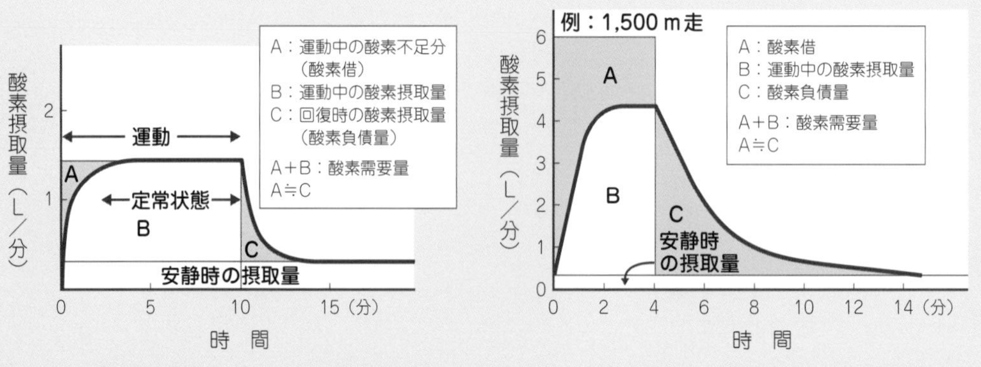

図1-2●有酸素運動（左）と無酸素運動（右）の例

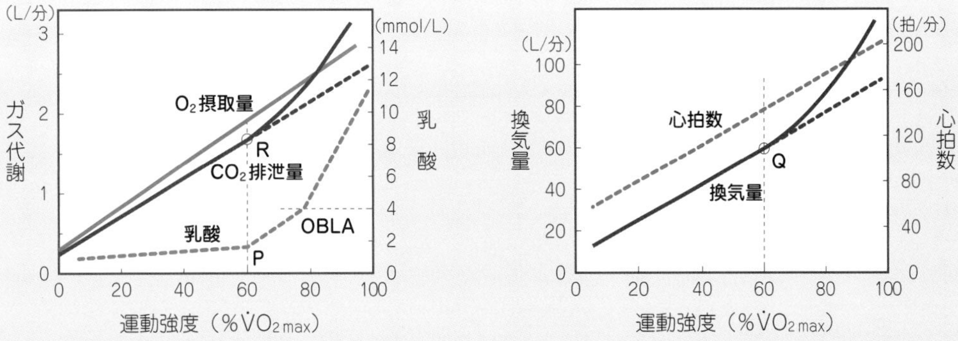

図 1-3　無酸素性作業閾値

運動強度（横軸）と酸素摂取量，二酸化炭素排泄量，換気量，心拍数および乳酸との関係．
運動強度を高めると，酸素摂取量と心拍数は直線的に増大するのに対して，その他のパラメーターはある運動強度から急上昇しはじめる．この点（P，Q，R）が無酸素性作業閾値（AT）である．

（池上晴夫：運動生理学．p 46，朝倉書店，1998）

- 体　力
  - 身体的要素
    - 行動体力
      - 形態
        - 体格
        - 姿勢
      - 機能
        - 筋力
        - 敏捷性・スピード
        - 平衡性・協応性
        - 持久性
        - 柔軟性
    - 防衛体力
      - 構造………器官・組織の構造
      - 機能
        - 温度調節
        - 免疫
        - 適応
  - 精神的要素
    - 行動体力
      - 意志
      - 判断
      - 意欲
    - 防衛体力………………精神的ストレスに対する抵抗力

図 1-4 ● 体力の分類

（石井喜八，宮下充正編：運動生理学概論．p 17，大修館書店，1978）

機構が動員されはじめる開始点である．これは，最大酸素摂取量の 40〜70％の範囲で出現する（**図 1-3**）．無酸素性作業閾値を超える運動では，定常状態は成立しなくなる．

3）体力

体力は，身体的な体力と精神的な体力，行動体力と防衛体力に分類でき（**図 1-4**），一般的には身体的な行動体力をさす．行動体力は，外界へ働きかける体力であり，健康・体力づくりのための運動で重視されているのは筋力と有酸素的全身持久力である．防衛体力は外界からの種々のストレッサーに対抗する体力であり，健康関連体力とも呼ばれる．

4）運動トレーニング（トレーニング）

トレーニングとは，生体に本来備わっている適応能力を利用して，一般的には行動体力の維持・向上または低下防止を目的とする体力トレーニングをさす．運動の効果を上げるためのプログラムは，トレーニングの原理・原則に基づくものでなければならない．

❶トレーニングの原理・原則

a）トレーニングの原理

いずれの運動を行う場合にも，運動負荷の内容と運動の効果との関連を示す共通の原理がある．

過負荷の原理

日常的な水準以上に機能を発揮させる負荷を与えることである．その結果，超回復効果（最大能力が大きくなること）が得られる．

特異性の原理

トレーニングの内容によって，効果が異なることである．たとえば，全身持久力は筋力トレーニングでは向上しない．

可逆性の原理

トレーニング効果が，トレーニングの中止により消失することである．

競技スポーツと安全

競技スポーツにおいては競技成績の向上が至上の目的であり，激しいトレーニングが行われることも多い．栄養との関連では，体重階級制のスポーツや体重の軽いことが有利となる種目では過酷な体重減量が行われたり，逆に体重の重いことが有利となる場合には過剰な体重増加が要求されることもある．競技者にとっては，トレーニングやウエイトコントロールに伴い生体負担が大きくなることへの対策もまた重要である．

b）トレーニングの原則

トレーニングの実施に当たっては，運動を行う人の性・年齢・健康度・体力水準などを考慮することが必要となる．そのため，運動プログラムは以下の原則に従って作成される．

意識性の原則

トレーニングの目的・目標や内容を，よく理解することである．

個別性の原則

運動の内容を，個別に定めることである．

漸進性の原則

トレーニングの目標・内容を，徐々に高めていくことである．

全面性の原則

全身持久力，筋力，調整力（敏捷性，平衡性，巧緻性），柔軟性などの体力要素を，バランスよく高めることである．

反復性・継続性の原則

運動の頻度を保って，継続することである．

通常は原則のなかに示されることはないが，健康・体力づくりのための運動では，安全面の確保が最優先されなければならず，身体の状況によっては，運動は禁忌となる．

パワー

単位時間あたりの仕事量．したがって，ハイパワーは短時間で多くの仕事を行うことを意味する．

❷トレーニングの分類

運動時間とエネルギー供給系に基づくトレーニングの分類を，**図 1-5** に示した．エネルギー供給系との関連では，ハイパワー[注]トレーニングはATP-CP系と，ミドルパワートレーニングは乳酸系と，ローパワートレー

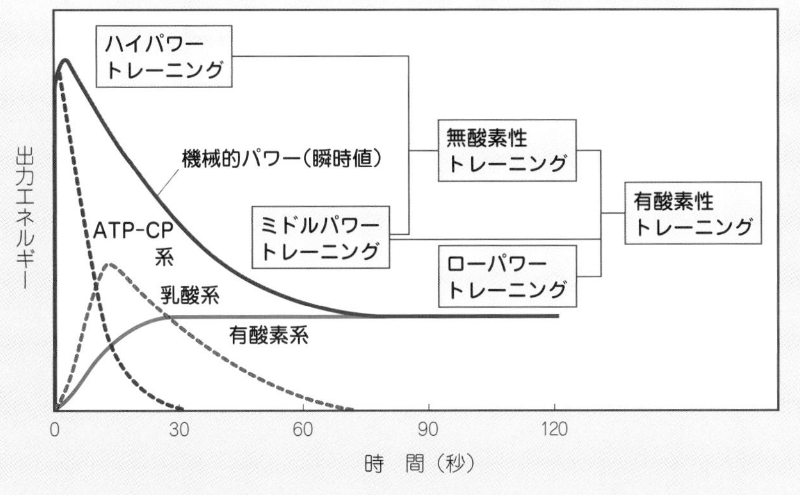

図 1-5 ● 運動時間とエネルギー供給系に基づくトレーニングの分類
（トレーニング科学研究会編：トレーニング科学ハンドブック．新装版，p 22，朝倉書店，2007）

ニングは有酸素性機構とそれぞれ対応する．

2. 健康づくりのための運動

1）生活活動・運動の意義

生活活動・運動の不足は，健康阻害要因となるだけでなく，体力低下の直接の原因となる．わが国では，1964 年に開催された東京オリンピックを契機として健康に関するさまざまな施策が展開され，「健康づくりのための年齢・対象別身体活動指針」（1997 年）では，生涯を通じた生活活動・運動の意義が示されている．また，2008 年 4 月から始まった特定健康診査・特定保健指導制度のなかで，生活活動・運動は一段と重要な役割を担っている．

健康・体力の維持・増進には，運動・トレーニングが有効である．しかし，健康・体力に対して万能で特効薬的な運動というものはない．また，身体諸機能は適度に使えば向上し，使わなければ退化して，使いすぎれば障害を起こす（ルーの法則）．したがって，さまざまな運動・トレーニングが身体諸機能や代謝動態に及ぼす影響を理解したうえで，適切な運動・トレーニングを生活のなかに取り入れることが重要である．なお，「運動」は 1 回の運動をさし，「トレーニング」は運動の積み重ねをさす用語であるが，両者が同じ意味で用いられることも多い．

健康と身体活動に関する
わが国の施策

1964 年	東京オリンピックが開催される
1978 年	第 1 次国民健康づくり運動が始まる
1984 年	日本人の栄養所要量のなかに，付加運動量の目安が示される
1988 年	第 2 次国民健康づくり運動（アクティブ 80 ヘルスプラン）が始まる
1989 年	健康づくりのための運動所要量が策定される
1993 年	健康づくりのための運動指針が策定される
1997 年	健康づくりのための年齢・対象別身体活動指針が策定される
2000 年	第 3 次国民健康づくり運動（健康日本 21）が始まる
2006 年	健康づくりのための運動基準 2006・運動指針 2006（エクササイズガイド 2006）が策定される
2013 年	健康づくりのための身体活動基準 2013・身体活動指針（アクティブガイド）が策定される
2013 年	健康日本 21（第二次）が始まる．

表 1-2 ● 健康づくりのための身体活動基準 2013（概要）

ライフステージに応じた健康づくりのための身体活動（生活活動・運動）を推進することで健康日本 21（第二次）の推進に資するよう，「健康づくりのための運動基準 2006」を改定し，「健康づくりのための身体活動基準 2013」を策定した.

○身体活動（生活活動及び運動）※1 全体に着目することの重要性から，「運動基準」から「身体活動基準」に名称を改めた.

○身体活動の増加でリスクを低減できるものとして，従来の糖尿病・循環器疾患等に加え，がんやロコモティブシンドローム・認知症が含まれることを明確化（システマティックレビューの対象疾患に追加）した.

○子どもから高齢者までの基準を検討し，科学的根拠のあるものについて基準を設定した.

○保健指導で運動指導を安全に推進するために具体的な判断・対応の手順を示した.

○身体活動を推進するための社会環境整備を重視し，まちづくりや職場づくりにおける保健事業の活用例を紹介した.

<table>
<tr><th colspan="2">血糖・血圧・脂質に関する状況</th><th colspan="2">身体活動（生活活動・運動）※1</th><th colspan="2">運　動</th><th>体力（うち全身持久力）</th></tr>
<tr><td rowspan="3">健診結果が基準範囲内</td><td>65 歳以上</td><td>強度を問わず，身体活動を毎日 40 分（=10 メッツ・時/週）</td><td rowspan="3">今より少しでも増やす（例えば10分多く歩く）※4</td><td>—</td><td rowspan="3">運動習慣をもつようにする（30分以上・週2日以上）※4</td><td>—</td></tr>
<tr><td>18〜64 歳</td><td>3 メッツ以上の強度の身体活動※2 を毎日 60 分（=23 メッツ・時/週）</td><td>3 メッツ以上の強度の運動※3 を毎週 60 分（=4 メッツ・時/週）</td><td>性・年代別に示した強度での運動を約 3 分間継続可能</td></tr>
<tr><td>18 歳未満</td><td>—</td><td>—</td><td>—</td></tr>
<tr><td colspan="2">血糖・血圧・脂質のいずれかが保健指導レベルの者</td><td colspan="5">医療機関にかかっておらず，「身体活動のリスクに関するスクリーニングシート」でリスクがないことを確認できれば，対象者が運動開始前・実施中に自ら体調確認ができるよう支援した上で，保健指導の一環としての運動指導を積極的に行う.</td></tr>
<tr><td colspan="2">リスク重複者又はすぐ受診を要する者</td><td colspan="5">生活習慣病患者が積極的に運動をする際には，安全面での配慮がより特に重要になるので，まずかかりつけの医師に相談する.</td></tr>
</table>

※1 「身体活動」は，「生活活動」と「運動」に分けられる．このうち，生活活動とは，日常生活における労働，家事，通勤・通学などの身体活動を指す．また，運動とは，スポーツ等の，特に体力の維持・向上を目的として計画的・意図的に実施し，継続性のある身体活動を指す.

※2 「3 メッツ以上の強度の身体活動」とは，歩行又はそれと同等以上の身体活動.

※3 「3 メッツ以上の強度の運動」とは，息が弾み汗をかく程度の運動.

※4 年齢別の基準とは別に，世代共通の方向性として示したもの.

〔厚生労働省：健康づくりのための身体活動基準 2013（概要）．2013〕

2）健康づくりのための身体活動基準 2013，身体活動指針（アクティブガイド）

2013 年に，ライフステージに応じた健康づくりのための身体活動（生活活動・運動）を推進することで健康日本 21（第二次）の推進に資するよう，「健康づくりのための身体活動基準 2013」および「健康づくりのための身体活動指針（アクティブガイド）」が策定された.

概要を**表 1-2** に示す.

「身体活動のリスクに関するスクリーニングシート」を**表 1-3** に示す.

健康づくりのための身体活動指針は，国民向けパンフレット「アクティブガイド」として，自治体などでカスタマイズして配布できるよう作成されている.

表 1-3 ● 身体活動のリスクに関するスクリーニングシート

身体活動のリスクに関するスクリーニングシート

保健指導の一環として身体活動（生活活動・運動）に積極的に取り組むことを検討する際には，
このスクリーニングシートを活用してください．

	チェック項目	回答	
1	医師から心臓に問題があると言われたことがありますか？ （心電図検査で「異常がある」と言われたことがある場合も含みます）	はい	いいえ
2	運動をすると息切れしたり，胸部に痛みを感じたりしますか？	はい	いいえ
3	体を動かしていない時に胸部の痛みを感じたり，脈の不整を感じたりすることがありますか？	はい	いいえ
4	「たちくらみ」や「めまい」がしたり，意識を失ったことがありますか？	はい	いいえ
5	家族に原因不明で突然亡くなった人がいますか？	はい	いいえ
6	医師から足腰に障害があると言われたことがありますか？ （脊柱管狭窄症や変形性膝関節症などと診断されたことがある場合も含みます）	はい	いいえ
7	運動をすると，足腰の痛みが悪化しますか？	はい	いいえ

【参考】Physical Activitiy Readiness Questionaire (PAR-Q)

「はい」と答えた項目が１つでもあった場合は，
身体活動による代謝効果のメリットよりも
身体活動に伴うリスクが上回る可能性があります
身体活動に積極的に取り組む前に，
医師に相談してください．

すべて「いいえ」であった場合は，
参考資料５に例示する「運動開始前の
セルフチェックリスト」を確認した上で，
健康づくりのための身体活動
（特に運動）に取り組みましょう．

______年____月____日

説明担当者氏名：______________
（保健指導実施者）

実践者氏名：______________
（保健指導対象者）

※ここでは，血糖・血圧・脂質のいずれかについて保健指導判定値以上（HDL コレステロールの場合は保健指導判定値以下）であるが受診勧奨は要しない状態の人について活用することを主に想定していますが，こうしたリスクは健診で見出されないこともあるため，健診結果に問題がない人であっても積極的に活用することが望まれます．

なお，保健指導判定値等については，参考資料４－１や「標準的な健診・保健指導プログラム（改訂版）」を参照してください．

（注）健診結果を踏まえ，すぐに医療機関を受診する必要があると指摘された場合は，かかりつけの医師のもとで，食事や身体活動等に関する生活習慣の改善に取り組みつつ，必要に応じて薬物療法を受ける必要があります．

（厚生労働省：運動基準・運動指針の改定に関する検討会　報告書，2013）

3）エネルギー消費量の計算方法

エネルギー消費量の計算は，以下の考え方により行うことができる．

・前提①　安静時（＝1 メッツ）の酸素摂取量を 3.5 mL/kg/分とする．

・前提②　酸素 1 L が体内で消費されると，約 5 kcal が発生する．

前提①・②を使うと，次の計算ができる．

1 メッツ・時＝1 メッツ×1 時間（＝60 分）
・前提①より　＝3.5 mL/kg/分×60 分＝0.21 L/kg
・前提②より　＝1.05 kcal/kg
・概算する場合には，≒1 kcal/kg

すなわち，1 メッツ・時の身体活動量は，体重 1 kg あたり約 1 kcal のエネルギー消費量に相当する．よって，体重 60 kg の人が 3 メッツ・時の身体活動を行った時の総エネルギー消費量は，189（概算で 180）kcal と計算できる．

運動の場合には付加量がしばしば計算されるが，付加運動量は，同じ 3 メッツ・時の運動であっても，運動時間により異なる．

・例 1　3 メッツ×60 分（1 時間）の場合の付加運動量は，(3－1）メッツ×60 分(1 時間)＝2 メッツ・時となる．
・例 2　6 メッツ×30 分（1/2 時間）の場合の付加運動量は，(6－1）メッツ×30 分(1/2 時間)＝2.5 メッツ・時となる．

したがって，同じ運動量（メッツ・時）でも，強度が高くて時間が短くなると付加運動量は大きくなるが，運動強度が高くなると危険度が大きくなることを忘れてはならない．

4）健康づくりのための運動の科学的根拠

健康・体力づくりのための運動で重視される体力は，筋力と有酸素的全身持久力である（p 113 参照）．健康・体力づくりのための運動の場合，筋力運動は比較的小さな負荷で回数多く行われることが多いため，どちらかといえば危険度は小さい（ただし，筋力運動に本格的に取り組む場合には，負荷重量や反復回数などの要素からなるプログラムを作成しなければならない）．これに対して，全身持久的運動では運動強度の管理が不適切なために生じる危険が起こりやすい．以下に，全身持久的運動の実施方法について述べる．

❶全身持久的運動のプログラムの内容

a）運動の質

運動が全身的か局所的か，動的か静的か，連続的か間欠的か，リズミカルであるか否かなどをさし，狭義には運動の種目と考えてよい．

b）運動の強度

運動の強度には，絶対的な強度と相対的な強度とがある．前者は，たとえば 1 km を 5 分のスピードで走るとか，メッツなどの指標である．後者では，最大酸素摂取量に対する酸素摂取量の比率（% $\dot{V}O_{2\,max}$）が用いられることが多い．定常状態が得られる無酸素性作業閾値よりも低い強度（p. 112～113 参照）が安全で，40～60% $\dot{V}O_{2\,max}$ の範囲の強度が多く用いられる．初心者や身体状況が良好ではない人が運動を行う場合には，40%より低い強度でもよい．

c）運動の時間

運動量は，運動強度と運動時間との積で表される．運動量を増加させる場合には，強度を高めるよりも時間を長くするほうが無難である．

d）運動の頻度

歩行などの比較的軽い運動ならば，毎日でもよい．まとまった量の運動を行う場合には休息日を挟むことになるが，たとえば月・火・水曜日よりも月・水・金曜日に運動するのがよい．

e）運動の期間

トレーニング効果を確認するまでの期間として，3〜6 か月間程度の期間を置くことが多い．

f）運動の時刻

環境条件との関連で，たとえば夏場には涼しい時間帯がよい．また，食事時刻との関連を考慮すると，食後高血糖や食後高脂血症への効果も期待されることになる．

❷全身持久的運動の実施

a）運動強度の把握

全身持久的運動の相対強度である % $\dot{V}O_{2\,max}$ を把握するには，通常，次の 2 つの方法が用いられる．

心拍数を用いる方法

% $\dot{V}O_{2\,max}$ と心拍数（拍/分）との関係は，次式で表される．

$$\%\,\dot{V}O_{2\,max}(\%) = (\text{運動時心拍数} - \text{安静時心拍数}) \div (\text{最大心拍数} - \text{安静時心拍数}) \times 100$$

最大心拍数＝210－年齢，安静時心拍数＝70 とすると，各年代別の % $\dot{V}O_{2\,max}$ に対応する心拍数は，**表 1-4** 右のようになる．心拍数には個人差があるので，誤差範囲を考慮する必要がある．運動中の心拍数は，通常，運動直後に触診で 10 秒間測定した脈拍数を 6 倍することによって求められる．

COLUMN

健康づくりのための運動における最重要課題

運動療法のために，データ収集から至適な運動プログラムの設定がなされても，運動が継続して行われなければ効果は上がらない．運動習慣の形成の問題については，トレーニング開始後の初期の段階でいかにして脱落を防ぐかが重要である．

まとまった量の運動を行う場合，1 週間に 2〜3 日間の運動を実施できればいうことはないが，もっと大事なことは，1 日も運動を行わない週を作らないことである．これは，運動の継続をゆったりとした気分で捉えることにつながる．

つまるところは，行動の変容，運動を継続できるかどうかに健康づくりのための運動の成否がかかることになる．運動の継続に関する議論が，今後ますます重要になる．

運動療法の継続の問題

1. 運動の必要性を知る（特にやる気のない人）
　↓……これがいちばん難しい？*
2. 目標を設定し，運動を始める
　↓……（次いで難しい）頻度管理**
3. 運動習慣の形成（1 年もてば脱落しない）

* 日常生活での活動量を増やす
**運動を 1 日も行わない週が出れば危険信号

表 1-4 ● 心拍数（右）または自覚的運動強度（左）から%最大酸素摂取量（% $\dot{V}O_{2\,max}$）を推定するための表

自覚的運動強度（RPE）判定表

⑥
⑦非常に楽である
⑧
⑨かなり楽である
⑩
⑪楽である
⑫
⑬ややきつい
⑭
⑮きつい
⑯
⑰かなりきつい
⑱
⑲非常にきつい
⑳

% $\dot{V}O_{2\,max}$ と心拍数の関係（安静時心拍数＝70，最大心拍数＝210－年齢とした場合）

% $\dot{V}O_{2\,max}$	心拍数										
	20 歳	25 歳	30 歳	35 歳	40 歳	45 歳	50 歳	55 歳	60 歳	65 歳	70 歳
100	190	185	180	175	170	165	160	155	150	145	140
90	178	174	169	165	160	156	151	147	142	138	133
80	166	162	158	154	150	146	142	138	134	130	126
70	154	151	147	144	140	137	133	130	126	123	119
60	142	139	136	133	130	127	124	121	118	115	112
50	130	128	125	123	120	118	115	113	110	108	105
40	118	116	114	112	110	108	106	104	102	100	98

（山田哲雄：日本栄養士会雑誌，52：400～409，2009）

自覚的運動強度を用いる方法

自覚的判断に基づく運動強度で，運動中に感じる運動の強さを数字と簡単な言葉で表したものである．いくつかの判定表が紹介されているが，もっとも簡潔なものが表 1-4 左である．数字は，20 歳の心拍数の 1/10 にほぼ相当する．表 1-4 の左右を仮にそのまま対応させると，50% $\dot{V}O_{2\,max}$ の運動は，楽でもないがきつくもなく，心拍数は 20 歳で 130，40 歳で 120，60 歳では 110 となる．

自覚的判断についても個人差の誤差範囲を考慮する必要があるが，「きつい」と感じる場合には「強度が高すぎる」と考えるほうがよい．また，いつもと同じ運動であってもきつく感じる場合には，運動の内容を軽減するほうがよい．すなわち，自覚的運動強度を重視すれば，当日の身体状況に応じて運動を行うことができる．

b）運動種目の選択

全身的，動的，連続的，リズミカルで定常状態が得られる運動がよい．これらの条件が欠けると，運動強度が高くなったり急激に変化する場合が多い．健診などの健康度チェックの段階で要注意項目が多くなるほど，運動の自由度は小さくなって，ゆったりとした全身持久的運動が勧められることになる．

5）運動の健康への影響

❶運動の糖質代謝への影響

血糖値は，短時間激運動では上昇して長時間運動では低下する（**図 1-6**）．これは，短時間激運動ではアドレナリンの作用による肝からのグルコース動

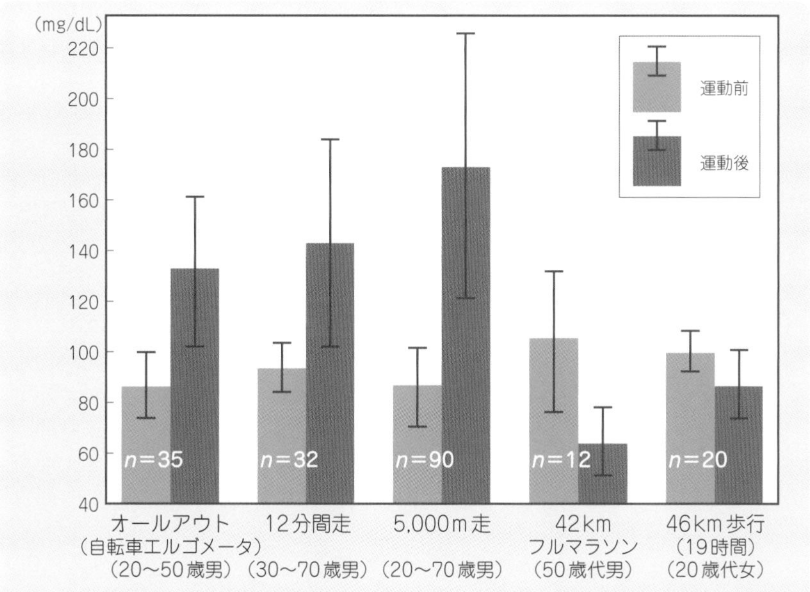

図 1-6 ● 運動時の血糖値の変動

(井川幸雄:臨床病理, 38:214〜232, 1979)

員が大きくなり, 長時間運動では肝グリコーゲンが枯渇するためである. 筋での糖の取り込みはグルコーストランスポーター(糖輸送担体)4(glucose transporter 4;GLUT 4[注])により行われ, 糖の輸送経路には, インスリンによる経路と筋収縮による経路があることが明らかになっている. 運動中の筋への糖の取り込みは, インスリン分泌が低下するにもかかわらず増大する. また, 筋のインスリン感受性は, 運動後10数時間にわたって亢進することが知られている.

中等度の強度の有酸素性全身持久的運動トレーニングは, 末梢組織でのインスリン感受性を増大させ, インスリンの節約効果をもたらす(**図 1-7**). したがって, さまざまな生活習慣病の原因となる高インスリン血症も改善されることになる.

❷運動の脂質代謝への影響

脂質代謝は, 無酸素性の代謝機構がないために短時間激運動では大きな影響を受けない. 長時間運動では, リポたんぱく質リパーゼ(lipoprotein lipase;LPL[注])活性の亢進により血中トリグリセリド(triglyceride;TG)値が低下して, 血中遊離脂肪酸(free fatty acid;FFA)値が上昇する. コレステロール値は, 一過性の運動では大きくは変化しない.

中等度の強度の有酸素性全身持久的運動トレーニングを実施することによって, LPL活性の亢進により血中TG値が低下する. また, カイロミクロンや超低比重リポたんぱく質(very low density lipoprotein;VLDL)の代謝亢進やレシチン・コレステロールアシルトランスフェラーゼ(lecithin-cholesterol acyltransferase;LCAT[注])活性の亢進によって, 高比重リポた

GLUT 4

細胞内へのグルコース輸送担体の一つ.

LPL

末梢組織の毛細血管壁にあって, 血中リポたんぱく質中のトリグリセリドを加水分解する.

LCAT

レシチンのβ位脂肪酸を遊離コレステロールに転移して, コレステロールエステル生成の反応を触媒する. HDLによって末梢組織から引き抜かれた遊離コレステロールは, LCATの作用によってコレステロールエステルとなって肝臓に転送される.

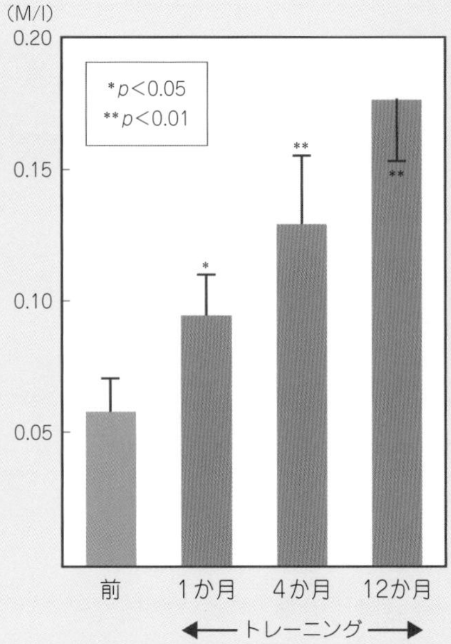

図 1-7 ● トレーニング前後におけるインスリン感受性の変動

M/I：グルコース代謝量/インスリンクランプ中の平均血中インスリン濃度（インスリン感受性の指標）（Oshida, et al. 1989）.

（佐藤祐造：体力科学，42：101～110，1993）

んぱく質（high density lipoprotin；HDL）コレステロール値が上昇する．総コレステロール値は一定の変動を示さないが，動脈硬化指数は改善される（**図 1-8**）．

❸運動と高血圧

動的運動[注]では，心拍出量が増加して総末梢血管抵抗が低下する結果，収縮期血圧は上昇するが，拡張期血圧は変わらないか，わずかに低下する．静的運動[注]では，活動筋中の血管が筋の強い組織圧により圧迫されたままとなるために血圧が上昇し，特に拡張期血圧は大きく上昇する（**図 1-9**）．また，血圧の上昇は全身運動に比べ局所運動で大きく，運動強度が高いほど大きくなる．

運動トレーニングによる高血圧の改善の程度は，収縮期血圧で 25 mmHg，拡張期血圧で 15 mmHg 程度の範囲内とする報告が多く，運動単独で高血圧を改善することは必ずしも可能ではない．推奨される運動は，中等度以下の強度の有酸素性全身持久的運動（動的運動）であるが，一過性の運動中には収縮期血圧が上昇することを忘れてはならない．

動的運動と静的運動

動的運動は，筋が短縮と伸張を繰り返す運動である．静的運動は，関節の角度が変わらず，筋が長さを変えずに力を発揮している運動である．

❹運動と骨密度

運動と骨代謝との関係は，骨密度や骨代謝マーカー[注]（骨形成マーカーと骨吸収マーカー）を指標として検討されている．運動トレーニングによって骨密度が増加したとする報告が多く，その理由としては力学的負荷が局所に

骨代謝マーカー

骨代謝マーカーは，骨形成マーカーと骨吸収マーカーに大別．骨形成マーカーは骨型アルカリフォスファターゼ（BAP）やオステオカルシン（OC）など，骨吸収マーカーはⅠ型コラーゲン架橋 N-テロペプチド（NTX），Ⅰ型コラーゲン架橋 C-テロペプチド（CTX）など．

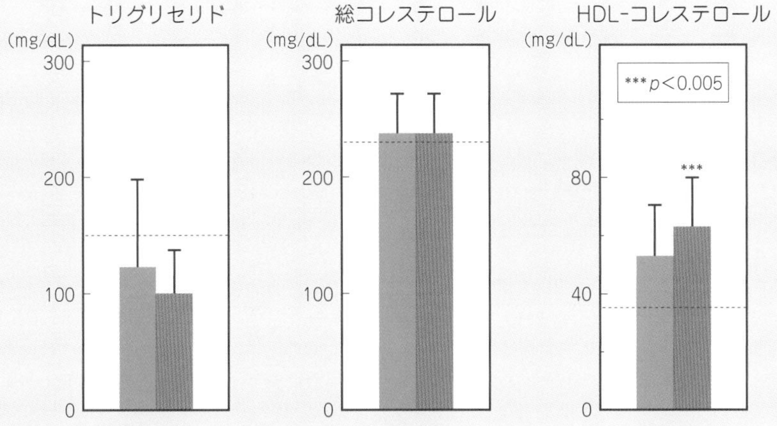

図 1-8 ● 脂質代謝に及ぼす運動療法の効果

トレーニング前　トレーニング後，被験者 13 名.

（伊藤　朗，ほか：運動処方研究，173，1982 より作成）

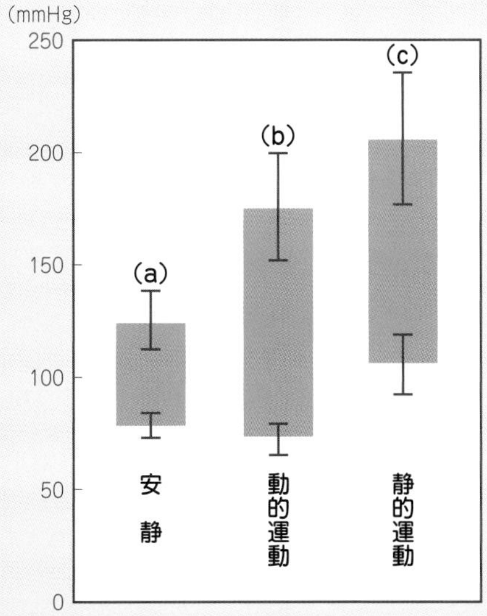

図 1-9 ● 動的運動および静的運動と血圧との関係

動的運動では収縮期血圧は上昇するが拡張期血圧は低下する傾向があるのに対して，静的運動（アイソメトリック運動）では収縮期血圧も拡張期血圧も著しく上昇する.

（池上晴夫：現代の体育・スポーツ科学 スポーツ医学Ⅰ—病気と運動—．p 140，朝倉書店，1994）

作用する機序が考えられている．骨密度の増加の程度は，運動の種類や強度によって異なり，荷重負荷の大きな運動で効果が大きく，歩行をはじめとする持久的運動の効果は小さい．高齢者の場合には，歩行や軽い筋力運動のような低荷重負荷の運動は，骨密度への効果が相対的に小さいとしても筋力やバランスを高めることになり，このことは最終的に転倒の防止につながるものとなる.

3. 運動と栄養管理

1）糖質・たんぱく質摂取

❶糖質の摂取

糖質（炭水化物）の摂取は，体内グリコーゲン貯蔵量を増加させるので，持久力を高めるのに有効となる．スポーツ選手に推奨される PFC 比率を，**表 1-5** に示した．望ましいとされる PFC 比率は，わが国における現状と類似しており，日本型の食生活が運動に適していることがしばしば指摘される．その理由は，糖質の比率が高くて脂肪の比率が低く抑えられていることである．

❷たんぱく質の摂取

a）身体活動レベルとたんぱく質必要量

たんぱく質必要量は，運動不足の場合に大きく，適度な運動をしている場合には小さくなって，過度の運動をする場合には逆にまた大きくなるU字型を描く．したがって，軽度または中等度の運動では，たんぱく質摂取量の増大を考える必要はあまりない．これに対して，激しい運動時にはたんぱく質摂取量の増大を考慮することになる．

b）運動時のたんぱく質必要量に影響を及ぼす要因

運動とたんぱく質必要量に関する要因としては，① 筋肉肥大，② 運動が過重なストレッサーとなった際のたんぱく質代謝の亢進，③ 発汗に伴う経皮窒素損失量の増大，④ エネルギー供給条件，などがあげられる．第 6 次改定日本人の栄養所要量では，運動時のたんぱく質摂取量が次のように記載されている．

表 1-5 ● スポーツマンに推奨される PFC 比率

ヤコーレフ[*1]			（持久性スポーツ）
	たんぱく質	14%	14%
	脂　肪	31%	22%
	炭水化物	55%	64%
	動物性たんぱく比率		55〜60%
フォックス[*2]	たんぱく質		10〜15%
	脂　肪		25〜30%
	炭水化物		55〜60%
わが国の現状[*3]	たんぱく質		14.8%
	脂　肪		27.7%
	炭水化物		57.5%
	動物性たんぱく比率		52.7%

*1　非公式資料.
*2　Fox EL：Sports Physiology. p 261, Saunders, 1979.
*3　厚生労働省：平成 29 年国民健康・栄養調査．2018.

　エネルギーの供給が十分ならば運動時のたんぱく質必要量は増加しない場合が多いと思われるが，筋肉肥大を伴うようなトレーニングの初期や筋力トレーニング時，長時間にわたる中等度以上の持久性運動時にはたんぱく質摂取量を増加させることが望ましい．筋力トレーニング時は1.7〜1.8 g/kg，持久性運動時は1.2〜1.4 g/kgが望ましい摂取量と考えられている．激しい運動時にたんぱく質摂取量を増す必要がある場合においても，たんぱく質エネルギー比率12〜15% Eの食事をとることで十分にまかなえると考えられている．日常生活において，運動による消費エネルギーの増大に伴い食事摂取量も増すのが普通なので，摂取エネルギーの10〜15%に相当するたんぱく質で供給すればよいと考えられる．

　体重減量を行う場合には，エネルギー供給条件が悪いためにたんぱく質必要量は大きくなる．一方，同じたんぱく質摂取量でもエネルギー摂取量が大きいとたんぱく質必要量は小さくなる．

❸運動時の食事摂取基準の活用

　運動時に付加エネルギー消費量分が補充される場合，体重が維持されることになる．非運動時のエネルギー・栄養素の摂取量が食事摂取基準を満たすものであれば，運動時に主食と副食をバランスよく増やすことで栄養上の問題は起こりにくい．これは，エネルギー摂取量に比例して栄養素摂取量を増大させる方法であるが，この場合の各栄養素の摂取量は**表1-6**に示したレベルになる．この方法を用いると，主要なエネルギー源である糖質と脂質は，脂肪エネルギー比率が変わることなく補充される．たんぱく質の必要量増大分も，上述の第6次改定日本人の栄養所要量の記載のようにまかなうことが可能となる．ビタミンB_1・B_2・ナイアシンについては，文字どおりに1,000 kcalあたりの摂取量が維持される．その必要量がたんぱく質摂取量に比例するB_6，抗酸化ビタミンをはじめとするそのほかのビタミンもまた，当然のことながら自然に増加する．窒素とともに汗中に排泄される多くの種類のミネラルの損失もまた，補充されることになる．

食事摂取基準における身体活動レベル

食事摂取基準では，身体活動レベルがⅠ（成人で代表値1.50），Ⅱ（同1.75），Ⅲ（同2.00）の3レベルで設定されている．このうちレベルⅢの日常生活の内容は，「移動や立位の多い仕事への従事者，あるいは，スポーツ等余暇における活発な運動習慣を持っている場合」と示されており，激しいトレーニングを行っているスポーツ選手はレベルⅢの対象とはならない．

表1-6 ● 運動時にエネルギー摂取量に比例して栄養素摂取量を増大させた際の栄養素摂取量

「非運動時の望ましい内容の食事を構成する主食・副食（主菜・副菜）をまんべんなく増す」
　＝エネルギー摂取量に比例して栄養素摂取量を増大させる
【例】非運動時2,000 kcal/日・運動時2,500 kcal/日で，P：F：C＝15：25：60の場合．非運動時のミネラルとビタミンについては，国民健康・栄養調査の成績を参考に日常摂取されている一例として示した．

	エネルギー (kcal)	たんぱく質 (g)	脂質 (g)	炭水化物 (g)	ナトリウム (g)	カリウム (g)	カルシウム (mg)	マグネシウム (mg)	リン (mg)	鉄 (mg)	ビタミンB_1 (mg)	ビタミンB_2 (mg)
非運動時	2,000	75.0	55.6	300	4.0	2.4	600	300	1,000	10.0	0.90	1.10
運動時	2,500	93.8	69.4	375	5.0	3.0	750	375	1,250	12.5	1.13	1.38
/1,000 kcal	—	37.5	27.8	150	2.0	1.2	300	150	500	5.0	0.45	0.55

2）水分・電解質補給

運動時の発汗による脱水は，体液浸透圧の上昇と体液量の減少を引き起こす．この問題に関しては，水と電解質（NaCl）の補給が基本的な課題になるが，運動中と運動後とでは補給方法の原則が異なる．

❶運動中の補給方法

運動中には，高張性脱水[注]が起こって体液の浸透圧が上昇し続ける．エネルギー補給のための糖については，高濃度になると水の吸収が遅くなる．一方，飲料水中のNaCl濃度は，少なくとも汗中のNaCl濃度（0.1〜0.3%）よりも低くする必要がある．短時間の軽運動であれば，飲料水は冷たい水やお茶などで十分である．

高張性脱水

高張は脱水時の体液の浸透圧の状況をさす．汗の浸透圧は体液の浸透圧よりも低い，すなわち，汗は体液よりも薄いので，発汗量が大きくなるほど体液の浸透圧は上昇する．

これに対して，運動時間や環境温度・湿度の条件が厳しくなると，低張のNaCl溶液を摂取する必要が高まる．飲料水の量に関しては，多量の発汗時には自由に飲水させても脱水の程度に見合うだけの水の摂取が見られない（自発的脱水と呼ばれている）ことから，無理のない範囲での積極的な摂取が一応の目安となる．

❷運動後の補給方法

運動後には，血漿浸透圧の回復が体液量の回復よりも早く起こる．その際に水のみを摂取すると，血液の希釈による利尿が起こるために脱水からの早期の回復が不可能となる．運動後には，低濃度または体液と等浸透圧の食塩水を摂取することにより脱水からの早期回復が可能となる．また，5%程度の糖溶液（体液と等浸透圧）摂取の効果も報告されている．

3）食事内容と摂取のタイミング

❶糖質

糖質の摂取により体内グリコーゲン貯蔵量を高めておくことは，高い持久力を発揮するために有利となる．グルコースとクエン酸[注]を同時に摂取することによって筋グリコーゲンが速やかに回復すること，摂取するタイミングに関しては運動直後が効果的であることが報告されている（**図1-10**）．

クエン酸の効果

クエン酸は，グリコーゲン分解の過程で働くホスホフルクトキナーゼの活性を阻害することによって，グリコーゲン合成を高めることが知られている．

❷たんぱく質

運動後の体たんぱく質合成速度は，たんぱく質を運動直後に摂取することで速くなるという報告が多い（図1-10）．その際に糖質を同時に摂取することによって，インスリンの作用によるたんぱく質の同化が促進される．

トレーニングの目的，内容に応じて糖質やたんぱく質を運動直後に摂取することで，トレーニング効果を大きくすることが期待できるものと考えられる．

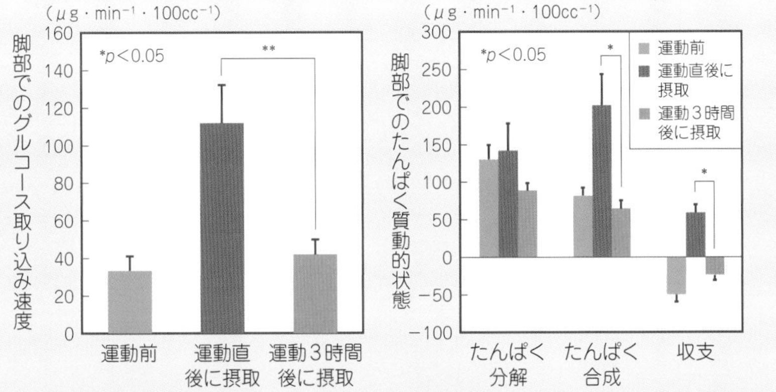

図 1-10 ● 運動後の食事サプリメントの摂取タイミングと脚部でのグルコース取り込み速度，たんぱく質合成・分解速度

(Levenhagen DK, et al : Am J Physiol Endocrinol Metab, 280 : E982〜993, 2001)

4) 筋グリコーゲンの再補充

体内グリコーゲン貯蔵量を数日間かけて高めることを，グリコーゲンローディング（カーボローディング）という．

グリコーゲンローディングの方法としては，①数日前から高糖質食を摂取する方法，②数日前に筋グリコーゲンを枯渇させ，その後に高糖質食を摂取する方法，③数日前に筋グリコーゲンを枯渇させ，その後3日間程度筋グリコーゲン量を低く維持し，次いで高糖質食を摂取する方法などがある（**図 1-11**）．極端に筋グリコーゲンが増量すると体重の増加や副作用などの弊害も予想されるため，トレーニング段階での試行が必要である．

5) ウエイトコントロール

食事療法のみによる体重減量では，体たんぱく質の減少が大きい．その結果，筋肉量・基礎代謝量・体力の低下および意欲の減退などの問題が起こる．

運動による減量の場合には，体たんぱく質減少の抑制がもっとも大きなメリットであり，同時にエネルギー消費量を増大することができればなお望ましい．体脂肪率が高い人では，運動が制限されて減食療法を適用する割合が高くなるが，ストレッチング（柔軟体操）やレジスタンス運動（抵抗運動）は，筋肉量維持のために有効となる．運動の自由度が大きくなれば定常状態（p. 112 参照）が得られる有酸素運動を行うことにより，エネルギー消費量を高めることが可能となる．

運動による減量では，体脂肪量の減少が除脂肪体重の増加によって相殺されるなどの理由で体重があまり減少しないケースがしばしば見られるが，体組成は改善され体密度は高くなっている．運動による減量時には，インスリン感受性や脂質代謝関連酵素活性の亢進に伴うほかの生活習慣病の予防・改善（p. 112〜114 参照）効果も得られることから，その意義は大きい．

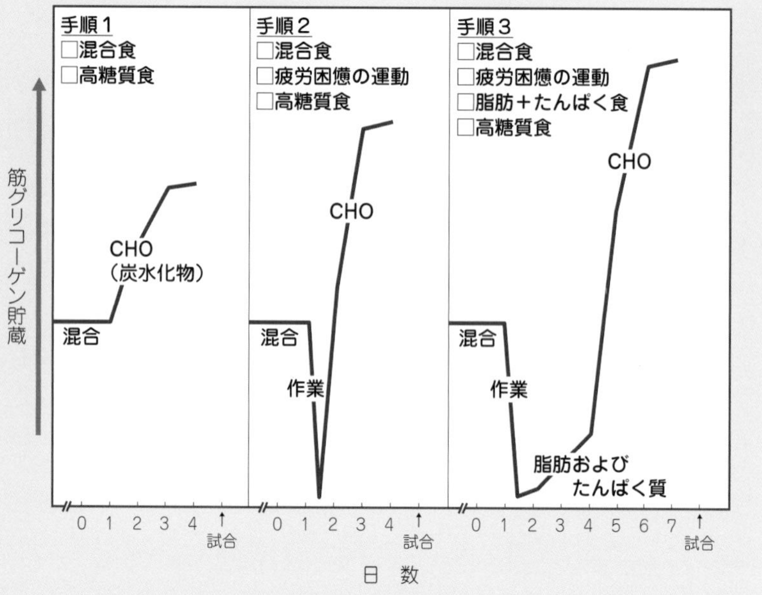

図 1-11 ● グリコーゲンローディングの方法

（堀田 昇：体力科学，45：461～464，1996）

運動によるエネルギー消費量はさほど大きくはなく，体脂肪 1 kg を減らすためには 42.195 km のフルマラソンを 4～5 回走らなくてはならない計算になる．実際の減量の現場では，食事制限と運動の併用による介入が効果的である場合が多い．

一方，BMI が 18.5 未満のるい痩者が体重を増加させる場合には，運動を併用しながらエネルギー・栄養素の摂取量をバランスよく増やすことをめざすようにする．

6）栄養補助食品の利用

スポーツにおけるパフォーマンスの向上を目的として体内に取り入れる物質，あるいはその関連技術はスポーツ・エルゴジェニックと呼ばれる．これは，栄養学的，薬理学的，生理学的なものに分類される．

栄養補助食品（サプリメント）は，運動条件や環境条件が過酷な時，グリコーゲンローディングや体重減量などの特殊な食事条件の場合などで用いられる，あくまで補助的なものである．サプリメントに極端に頼った場合，通常の食事ならば十分摂取される微量栄養素が不足することも懸念され，サプリメントに依存しすぎる姿勢は好ましくない．

7）スポーツ性貧血

運動性貧血（スポーツ性貧血）は，運動とたんぱく質栄養に関連して，特にわが国で食料事情が好ましくなかった 1950 年代後半に最初に取り上げられた問題である．その内容は，摂取するたんぱく質の質が低い場合には運動が激しくなると貧血が起こりやすくなるが，摂取するたんぱく質の量の増大，または，質の改善（動物性たんぱく比の増大）によって貧血が抑制されるというものである．

たんぱく質栄養状態が良好な現在のわが国では，スポーツ性貧血の原因は，多くの場合鉄欠乏性貧血である．スポーツ性貧血の発生機序としては，赤血球・ヘモグロビンの破壊増大，または産生不足が考えられる．前者については，衝撃などによる物理的な要因，乳酸やリゾレシチンなどによる化学的な要因があげられる．鉄は，窒素（たんぱく質由来）と同様に汗中にも排泄されることから，運動時に不足しやすくなる．

なお，トレーニングの初期には，血漿量が増大して血液が希釈されるため，見かけ上の赤血球数および血中ヘモグロビン濃度の低下が起きる．血漿量の増加は，全身持久力向上の一要因と考えられ，この場合の血液性状の変化は，悪影響をもたらすものではない．

Chapter

2

ストレス条件下における生理的特徴と栄養管理

学習到達ポイント

- 生体にとってストレスにはどのようなものがあるか理解する.
- 摂食障害と心身のストレスの関係について説明できる.
- ストレスと生活習慣病の関連について説明できる.

ストレス条件下での栄養の目的は，心身の健康に大きく影響しているストレスに対処するために必要な栄養について理解し，その栄養管理を正しく実践することにある．そのためには，ストレスの定義やストレス時の生体反応についての正しい知識を習得することが必要である．

1. 生理的特徴

1）恒常性の維持とストレッサー

生体に外部から加えられた刺激を「ストレッサー」，これによって引き起こされる生体の変化を「ストレス」と定義したのは，カナダの生理学者ハンス・セリエである．現在，ストレスという言葉には明確な定義はなく，あいまいに使用されているが，日常生活で心身の状況を表すのに便利な言葉としてしばしば使用されている．一般的には，ストレスという言葉は生体に悪影響を与えるもののように考えられているが，よい影響を与える場合もある．

ストレッサーは，物理的，化学的，生物学的，精神的ストレッサーとしてさまざまな刺激要因に分類されている（**表 2-1**）．これらのストレッサーによって生体の恒常性が影響を受ける．過剰なストレスは心や体に大きな問題

表 2-1 ● ストレス刺激の種類

身体的ストレス
物理的刺激：温度，光，気圧，音，外傷，放射線など 化学的刺激：化学物質，酸素欠乏，pH など 生物学的刺激：細菌，ウイルス，花粉，飢餓，睡眠不足，運動など
心理的ストレス
精神的刺激：緊張，健康不安，人間関係，社会不安など

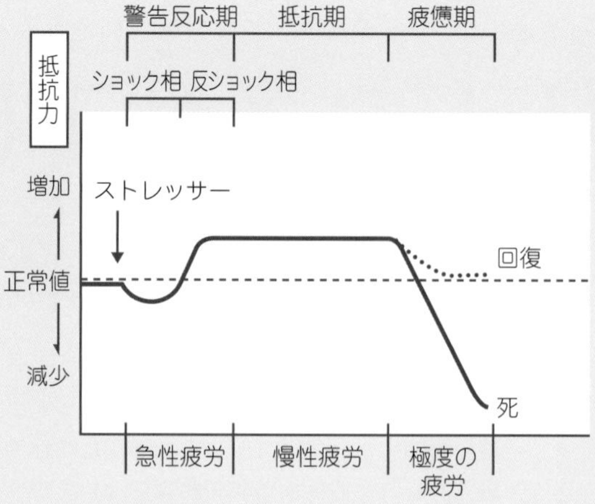

図 2-1 ● ストレス反応曲線

(田中敬子，ほか編：応用栄養学．p 153，朝倉書店，2009)

を引き起こしてしまう．しかし，ヒトは内的・外的ストレスに対して，生体の内部環境の恒常性維持を行うために，神経系，内分泌系，免疫系，血液循環系の統御システムをもち，少しくらいのストレスでは病気にはならないようにできている．

2) 生体の適応性と自己防御

ストレッサーによる生体に対する影響は，特異的反応として現れる．セリエは，どのようなストレッサーに対しても，共通の反応として副腎の肥大，胸腺とリンパ節の退縮，胃・十二指腸潰瘍という3つの症状が引き起こされることを見出した．この反応は，時間経過に従って警告反応期，抵抗期，疲《ひ》憊《はい》期の3つの時期からなり，汎（全身）適応症候群と呼ばれ，生体の適応反応として示されている（**図 2-1**）．

警告反応期のショック相では，ストレッサーによって体温，血圧，血糖の低下，神経系の活動抑制，筋緊張の低下，白血球の減少が起こる．反ショック相では，交感神経系－副腎系の機能の高まりにより，体温，血圧，血糖の上昇，神経系の活動や筋緊張の亢進，白血球の増加などショック相とは逆の反応が起こり，徐々に抵抗力を増してくる．

次に，生体は防御機構を整えてさらに抵抗力を高めてストレスに順応し，安定状態となる．この時期を抵抗期という．ストレスが去れば回復に向かうが，さらに抵抗期が長期間続いたり，より強力なストレスが加わると，生体の抵抗力には限界があるため，抵抗力を維持できなくなる．その結果，ショック相と同じような状態になり，最後には抵抗力が減少して死につながる．この時期を疲憊期という．

3) ストレスによる代謝の変動

生体にストレスによるひずみが生じると，生体の恒常性を維持しようと統御システムが働くようになる．ストレッサーによる刺激によって神経系，内

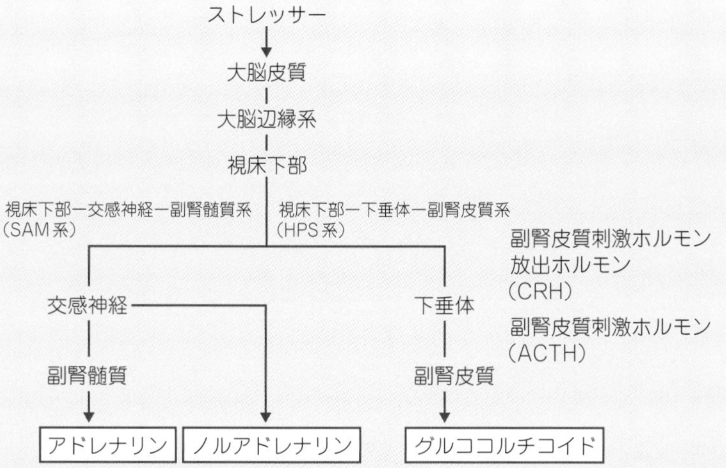

図 2-2 ● ストレスに対する主要なホルモン分泌

分泌系，免疫系，血液循環系などの生体システムが影響を受け，さらにシステム間の相互作用によりさまざまな現象が発生する．

ストレッサーによる刺激はまず大脳辺縁系[注]で処理され，視床下部へ伝えられる．視床下部からは2つの経路によってストレス反応が導かれる（**図 2-2**）．一つは視床下部－交感神経－副腎髄質系（SAM系）であり，米国の生理学者のウォルター・キャノンが初めて注目した系である．キャノンはホメオスタシス（恒常性）の概念を最初に唱えた人でもある．

もう一つは，セリエによって明らかにされた視床下部－下垂体－副腎皮質系（HPS系）を介した経路である．SAM系では，交感神経系終末からノルアドレナリン，副腎髄質からアドレナリンを分泌させる．また，HPS系では，視床下部から副腎皮質刺激ホルモン放出ホルモン（corticotropin-releasing hormone；CRH）を放出して脳下垂体に作用し，副腎皮質刺激ホルモン（adrenocorticotropic hormone；ACTH）を分泌させる．ACTHは標的器官である副腎皮質からグルココルチコイド（コルチゾールなど）を分泌させる．

これらのホルモン分泌はエネルギー代謝，たんぱく質代謝，脂質代謝，糖質代謝などにいろいろな影響をもたらす．

大脳辺縁系
大脳皮質の新皮質に対して，系統発生的に古い旧皮質，古皮質からなり，摂食行動，性行動，情動などの個体の維持や種族保存など，生命活動の基本的中枢として機能している．

❶エネルギー代謝

ストレス状況下では基礎代謝も亢進し，エネルギー消費量が高まる．ノルアドレナリン，アドレナリン，グルココルチコイドにより栄養素の異化を亢進し，エネルギー供給を増加させる．

❷たんぱく質代謝

ストレスの度合いが大きいほど窒素損失量は増加するといわれている．その要因の一つにグルココルチコイドの作用があげられる．グルココルチコイドは血糖維持のためにたんぱく質（アミノ酸）からのグルコース産生である糖新生を盛んにする．発熱，火傷，外科手術などのストレスでは，多量のエネルギーと窒素化合物が必要になるため，糖新生の基質となる体たんぱく質の分解がより促進されることになる．

❸糖質代謝

ストレス状況下では，脳代謝亢進によりグルコース要求が増加する．まずノルアドレナリン，アドレナリン分泌が亢進し，肝臓グリコーゲンの分解亢進，肝臓での糖新生促進により血糖値を上昇させる．また，グルココルチコイドもアミノ酸からの糖新生の亢進により血糖値を上昇させる．カテコールアミンは膵臓 α 細胞のグルカゴン分泌を刺激し，β 細胞のインスリン分泌を抑制することによっても血糖値を上昇させる．

❹脂質代謝

脂肪組織では，ノルアドレナリン，アドレナリン，グルココルチコイドによりホルモン感受性リパーゼの活性が亢進し，脂肪分解が増加する．血中に放出された脂肪酸はエネルギー源として利用される．

❺ビタミン

エネルギー代謝の亢進に対し，ビタミン B_1，B_2，ナイアシンの要求が増加する．ストレスに対応して増加するカテコールアミン生成のために，ビタミンCの要求が高まる．また，酸化ストレスに対する抗酸化ビタミン（β-カロテン，ビタミンE，ビタミンC）による防御が重要になる．

❻ミネラル

ストレス時には，尿中カルシウムの排泄が増加するといわれている．カルシウムは神経の興奮を抑制したり，筋肉の収縮に働き，長期間のストレスには十分な摂取が必要となる．

COLUMN

細胞レベルのストレス反応

セリエによって個体レベルのストレス反応として汎適応症候群が示されたが，個々の細胞レベルでもストレス応答反応が見られる．代表的なものに熱ショックたんぱく質（heat shock protein：HSP）の生成がある．

HSP は熱ショックのみならず，紫外線，虚血，感染など種々のストレッサーによっても合成が誘導される．分子量によって HSP90，HSP70，HSP60 などに分類され，主な働きとしては分子シャペロン機能によるたんぱく質の正常な機能の維持などがある．このようなたんぱく質はストレスたんぱく質と呼ばれ，HSP 以外にもいくつかのものが知られている．

このほかにも，細胞レベルのストレス反応として，活性酸素に代表されるフリーラジカルに対する酸化ストレス防御がある．生体はスーパーオキサイドジムターゼやカタラーゼなどの酵素によって生成する活性酸素を消去し，無毒化を行う．

2. 栄養管理

1）摂食障害と心身のストレス

摂食障害は異常な食行動を伴う疾患である．発症や経過に心理的・社会的要因が大きく関与していると推測されている．主に思春期から青年期の若い女性を中心に発症し，最近では前思春期の低年齢層から既婚の高年齢層まで広がりを見せて増加しているといわれている．摂食障害には，主に拒食，やせ，無月経を特徴とする神経性やせ症（神経性食欲不振症，俗に拒食症）と，自制困難な摂食による過食を特徴とする神経性過食症（俗に過食症）がある（**表 2-2**）．

❶神経性やせ症

神経性やせ症（神経性食欲不振症）は，スリム志向やダイエットなどをきっかけに発症することが多く，強いやせ願望や肥満恐怖のために拒食や摂食制限をする「制限型」といわれるタイプと，途中からあるきっかけによってむちゃ食いや嘔吐，下剤を使用するなどの「排出型」といわれるタイプに移行する場合がある．体重が標準体重以下であってもやせを望み，体重が増加すると肥満恐怖を感じてしまう．やせていても他人が指摘するほど自分がやせていることに気づかず，自分ではまだ太っていると感じている．そのため体重減少や無月経などが起こる．なかには，治療が困難になり極端な低体重を示し，生命予後に関わる重篤な病態になる場合がある．

❷神経性過食症

神経性過食症は，自分で食欲のコントロールができず，短時間に大量の食物を摂取する「非排泄型」といわれる肥満傾向を示すタイプと，過食の後に自己誘発性嘔吐や下剤の使用，あるいは摂食制限，不食などにより体重増加

表 2-2 ● 神経性やせ症と神経性過食症の比較

	神経性やせ症（拒食症） anorexia nervosa；AN	神経性過食症（過食症） bulimia nervosa；BN
体　重	低体重	標準体重～肥満
月　経	無月経	一部は無月経
摂食行動	食思不振，拒食，摂食制限，隠れ食い，盗み食い，過食	過食，だらだら食い，絶食，摂食制限，隠れ食い，盗み食い
排出行動	自己誘発性嘔吐，下剤，利尿剤の乱用	自己誘発性嘔吐，下剤，利尿剤の乱用
活動性	過活動	低下
やせ願望	必発（強い）	必発（必ずしも強くない）
肥満恐怖	必発	必発
病　識	乏しい	病感を有する

（切池信夫編：最新医学 別冊　摂食障害．p 26～31，最新医学社，2007 より抜粋作成）

を防ぎ，体重は神経性やせ症ほど減少せず正常範囲内で変動し，しばしば月経異常が見られる「排泄型」といわれるタイプがある．

このほか，特定不能の摂食障害もある．このような摂食障害は，絶食による身体的ストレスや一般的な不安による精神的ストレスなどの関わりが大きい．治療は身体的治療と心理的治療の両面から行わなければならない．

2）ストレスと生活習慣病

現代の社会環境は日々いろいろなストレス刺激をわれわれに与える．それらの刺激は，種類，質，量によって生体に対する感受性や反応性が個々でも異なる．人間の健康維持に大きな影響を与える生活習慣（食習慣，運動習慣，喫煙，飲酒など）もそれぞれで異なり，それらのストレス刺激が過剰になった場合には，肥満症，脂質異常症，糖尿病，高血圧，がんなどのいわゆる生活習慣病を引き起こしてしまう要因となる．強いストレスや長期間のストレス刺激にさらされると，症状をさらに悪化させることになる．

ストレスは，視床下部－交感神経－副腎髄質系や，視床下部－下垂体－副腎皮質系の内分泌（アドレナリン，ノルアドレナリン，グルココルチコイド）を介して全身の組織に関わり，生活習慣病に影響を与える．心理的ストレスが血圧を上昇させることはよく知られている．その機序は，ストレスが視床下部から自律神経系に作用し，その結果，副腎髄質からアドレナリンが分泌され，血圧の上昇を起こし，高血圧に関わってくる．

血糖値を上げるアドレナリンやグルココルチコイドの分泌が盛んになりすぎると，血糖値を下げるインスリンとのバランスは崩れ，血糖値のコントロールを難しくし，糖尿病にも関わってくる．強い持続的なストレスはグルココルチコイドを過剰に分泌するばかりでなく，他のホルモンが正常に分泌されなくなり，成長遅延，生殖器の萎縮，月経の停止，乳汁分泌の停止などのさまざまな症状が現れてくる．

ストレス刺激は社会生活において避けられないものである以上，正しく受け止めてストレスに強い心身を築くことが重要である．そのためには生活の規則性，食事の規則性，運動，休養といった生活習慣を身につけることが健康への一歩となる．

COLUMN

社会的再適応評価尺度（ホームズとレイ 1967）

日常生活のなかで体験されるさまざまな出来事はストレッサーとなる．生体に及ぼす刺激の程度を個人のストレスレベルで客観的に測定できるようにしたのは，ホームズとレイであった．生体に及ぼす衝撃の程度は，もとの生活様式を取り戻し，再適応するまでのエネルギーに相当すると考えて社会的再適応評価尺度を作成した．彼らの尺度では，結婚（50 点）や成功（28 点）といった望ましい出来事もストレッサーとなる．もっとも評価点が高い出来事は，配偶者の死（100 点）といわれている．

Chapter 3

特殊環境条件下における生理的特徴と栄養管理

学習到達ポイント

- 特殊環境条件下（高温・低温，高圧・低圧，無重力など）における生理的機能の変化について説明できる．
- 特殊環境条件下での健康障害の予防または改善のための栄養・食事の管理について説明できる．

地球の環境は，太陽からの放射エネルギーと，そのエネルギーの陸地，海洋，および大気による反射，吸収，ならびに再放射の影響を受けている．ヒトは，熱帯から寒帯，海抜0メートルから数千メートルの高地などさまざまな環境に順応しながら生活してきた．またときには，温帯に生活している人が熱帯や寒帯に旅行したり，海抜0メートルに暮らしている人が数千メートルの山に登ったりもする．最近では，宇宙空間に行くことも可能になった．

このように，生活環境が大きく異なる場合，ヒトの体は新しい環境に順応することができる．これまでに学習した解剖生理学や生化学・栄養学に知識を統合して，これら特殊環境条件下における栄養管理の基本的な考え方および実践の方法を学ぶ．

1. 高温・低温環境

私たちは，日常的に1日に10℃以上，季節の違いでは30～40℃の気温の変化を体験している．しかし，ヒトの身体内部の温度（核心温度）は，一定の範囲に保たれている．身体の温度は部位によって異なり，通常身体内部の温度が高く，体表面に近づくにつれて低下する．体温が調節されているのは核心温度であり，体表面の温度（外殻温度）は環境温度に左右される（**図3-1**）．本 Chapcer で単に体温という時には核心温度のことをさす．

1）生理的特徴

体温には，個人差，日差，年齢差がある．女性では，排卵前よりも排卵後に基礎体温が高く，月経周期に従って変化する．日差では，明け方がもっとも低く，夕方がもっとも高くなる（日内変動範囲は1℃以内である）．年齢差では，小児は成人よりもわずかに高く（0.2～0.5℃），高齢者は成人よりもわずかに低い．

生体内での体熱の放散と産生の結果は，すべて静脈血液温度として右心室

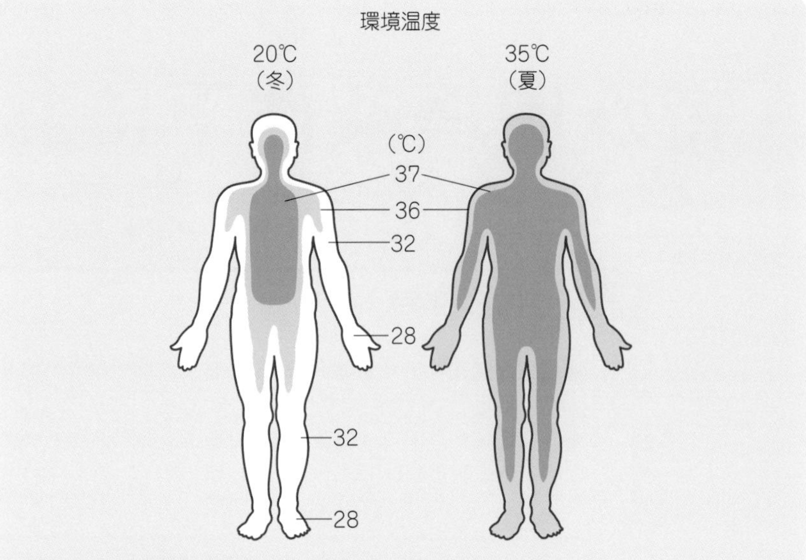

図 3-1 ● 環境温度の違いと体内温度の分布

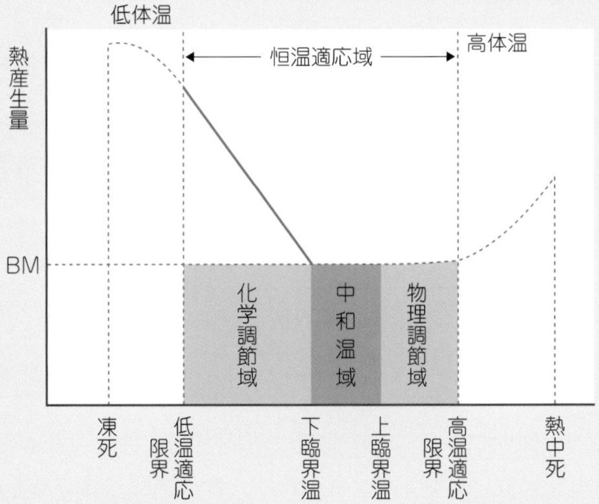

図 3-2 ● 体温の調節範囲

内の血液温度となり，これに肺での熱放散が加わって左心室内の血液温度となり，動脈血液温度として全身に広がっていく．

❶代謝変化

生体は，環境温や身体活動状態が変化しても核心温度を一定の範囲内で調節している．ある温度範囲では，ふるえ熱産生や発汗を起こさずに，皮膚血流の調節だけで体熱の出納をゼロに維持できる．この温度域では代謝を介する体熱産生を必要としないので代謝不関域あるいは中和温域という（**図 3-2**）．

体温が中和温域よりも低くなると，皮膚血管の収縮や体熱放散の抑制だけでは体温を維持できなくなり，甲状腺ホルモンやアドレナリンの分泌を亢進させ体内での物質代謝を促進する．これらは化学反応による体熱産生が主体となるので，この温度範囲を化学的調節域という（図 3-2）．

体温が中和温域よりも高くなると，皮膚血管が拡張し，皮膚の血流量が増加して体熱の放散が促進されるとともに発汗が起こる．これらは放射，伝導・対流，蒸発などの物理的過程が主体となるので，この温度範囲を物理的調節域という（図 3-2）．

このように血管反応，化学的調節，物理的調節によって体温が正常に保たれる温度範囲を恒温適応域といい，それらを超えると低体温または高体温となる（図 3-2）．

❷体温調節反応

体温は，自律性体温調節反応と行動性体温調節反応により維持されている．

a）自律性体温調節反応

血管運動調節，代謝性熱産生および発汗による体温調節反応があげられる．中和温域では血管運動調節，化学的調節域では代謝性熱産生，物理的調節域では発汗によって体温調節が行われる．

b）行動性体温調節反応

寒冷防御反応としては，暖かいところへの移動，姿勢変化，厚着，暖房，温かい飲み物の摂取，意識的な運動などの行動があげられる．暑熱防御反応としては，涼しいところへの移動，脱衣，冷房，冷たい飲み物の摂取，体表を濡らすなどの行動があげられる．

❸体温調節機構

体温調節中枢は，視床下部の前部に位置する温中枢と後部に位置する冷中枢に区別できる．温中枢が刺激されると体熱放散反応が起こり，破壊されると体熱放散反応が起こらなくなる．冷中枢が刺激されるとふるえ，血管収縮，代謝亢進などの体熱産生反応が起こり，破壊されると体熱産生反応が起こらなくなる．体温調節中枢は，皮膚にある温度感覚受容器からの情報と視床下部を流れる血液の温度の変化に応じて興奮する（**図 3-3**）．

a）体熱放散の調節

外気温の高い環境では，皮膚にある温度感覚受容器（温点）からの刺激が知覚神経を介して脊髄後根に伝わり，脊髄視床路を経て視床下部の体温調節中枢（温中枢）に到達する．この刺激は大脳皮質に伝わり，温感として認知される．また，体温調節中枢（温中枢）が刺激されることにより，皮膚血管は拡張し，皮膚の血流量が増加して体熱の放散が促進され，発汗による水分の蒸発が盛んになる．

発汗による水分の蒸発
水分が蒸発すれば，1 g あたり 0.580 kcal の気化熱が奪われる．人体の比熱は 0.83 であるので，70 kg の体重の人の熱容量は 0.83×70＝58.1 kcal となる．したがって，100 g の水分蒸発によって体温を 1℃下げることができる．

b）体熱産生の調節

外気温の低い環境では，皮膚にある温度感覚受容器（冷点）からの刺激が知覚神経を介して脊髄後根に伝わり，脊髄視床路を経て視床下部の体温調節

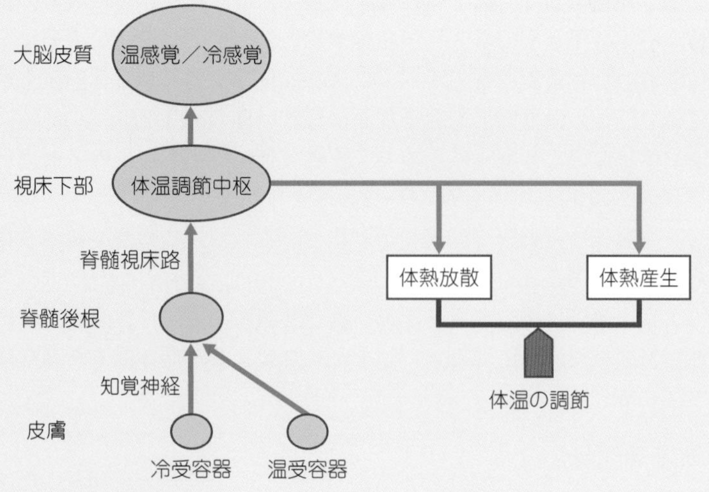

図 3-3 ● 体温調節中枢

中枢（冷中枢）に到達する．この刺激は大脳皮質に伝わり，冷感として認知される．また，体温調節中枢（冷中枢）が刺激されることにより，甲状腺ホルモン，副腎皮質ホルモンやアドレナリンの分泌が亢進し，細胞内の物質代謝が盛んになる．皮膚血管は収縮し体熱の放散が抑制される．

2）栄養管理

❶高体温時の栄養管理

高体温とは体温が異常に上昇した状態をいい，うつ熱と発熱に分けられる．体温の上限は，41℃といわれる．41℃以上になると体細胞の障害が起こる．特に脳は，いったん障害を受けると神経細胞の回復は難しい．42～44℃の高体温が数時間続くと死亡する．

うつ熱（熱中症）とは，体温調節機構に異常はないが，体熱の放散が障害された場合や激しい運動などで体熱の放散能力以上に体熱が産生された場合に，体温が異常に上昇した状態である．夏の暑熱時やマラソンレース時などに見られる．高温環境下に長時間曝露されていると，熱中症（熱射病および日射病，熱疲弊，熱痙攣）が多発する（**表 3-1**）．この時，皮膚血管は拡張し，発汗も著しい．発汗により大量の塩化ナトリウムが失われるので，この時に水だけを補給すると血液が希釈され，血液の浸透圧を維持するために体液が失われ二次的脱水が起こる．うつ熱の場合は，スポーツドリンクなどの電解質とグルコースの入った飲料水を飲ませ，日陰に運び，直接冷やすなどの方法が有効である．

熱中症，熱疲弊，熱痙攣の症状

熱中症では，頭痛，悪心，めまい，意識喪失，ショック状態などの症状が認められる．熱疲弊は，長時間の発汗により，水分不足による脱水が生じた時に発症し，激しい口渇，食欲不振，倦怠感などの症状が現れる．熱痙攣は，発汗により水分とともにナトリウムイオンが失われた際に，水のみを補給すると血液中のナトリウムイオン濃度が低下し，体の各所にある随意筋が痙攣を起こす症状が現れる．

❷低体温時の栄養管理

体温が34℃よりも低下すると全身の代謝や神経系の機能が低下し，熱産生が減少する．自律神経中枢が麻痺すると呼吸困難を起こし，意識も低下す

表 3-1 ● 熱中症の症状と重症度分類

分 類	程 度	従来定義	症 状
Ⅰ 度	軽 症	熱失神	めまい・失神： 「立ちくらみ」という状態で，脳への血流が瞬間的に不十分になった状態
		熱痙攣	筋肉痛・筋肉硬直： 筋肉の「こむら返り」のことで，その部分の痛みを伴う．発汗に伴う塩分（ナトリウムなど）の欠乏による
			大量の発汗
Ⅱ 度	中等症	熱疲労（熱疲弊）	頭痛・気分の不快・吐き気・嘔吐・倦怠感・虚脱感： 体がぐったりする，力が入らないなどの状態
Ⅲ 度	重 症		意識障害・痙攣・手足の運動障害： 呼びかけ・刺激への異常反応，体にガクガクと引きつけがある，まっすぐ走れない・歩けない状態
		熱射病，重度の日射病	高体温：体に触ると熱いという感触

（環境省：熱中症環境保健マニュアル．改訂版，2011 に基づき作成）

る．28～30℃になると体温調節機能が失われ，不整脈，心室細動などで死亡する．しかし，低温麻酔のように完全に管理された状態では，それよりも低い体温からの蘇生も可能である．

寒冷傷害は，全身性と局所性に大別できる．全身性では，偶発性低体温を

COLUMN

発熱

発熱とは，体温の基準値の異常による病的な体温の上昇をいう．発熱の機序は，外因性発熱物質（リポポリサッカライド）が内因性発熱物質（インターロイキンⅠ）の生成を促進し，メディエータ（プロスタグランディンE）を介して視床下部の温中枢の感受性を低下させるとともに冷中枢の感受性を上昇させるために，体熱の産生が促進し，体熱の放散が抑制されて体温が上昇すると考えられている．発熱時の体温変化とその時の症状を図に示す．

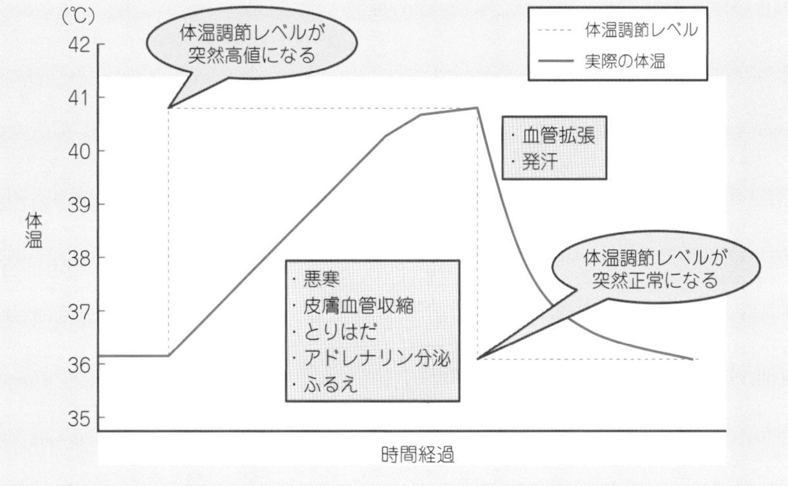

発熱時の体温変化と症状

呈する全身低体温症という状態になり，そのまま進行すれば凍死に至る．局所では，凍傷と凍瘡がある．

凍傷と凍瘡

凍傷は，氷点下の外気にさらされた時に発症し，放熱量の大きい末梢部位の組織が浮腫，うっ血状態を経て，凍結，壊死の症状に至る．凍瘡は，湿気を帯びた寒冷刺激（5～10℃）が長時間持続した時に発症し，手足などにうっ血や腫脹を生じる．

低体温時の体熱の産生

安静時の熱産生は胸腔・腹腔臓器（約 50%），筋肉（20～25%），脳（15～20%），その他（約 10%）で起こる．

体熱の産生は，体内のすべての細胞での物質代謝に伴って行われるが，組織によって体熱の産生量が異なる．代謝の盛んな肝臓，腎臓，心臓などは産生量が多く，代謝が盛んでない骨，結合組織，皮膚などは産生量が少ない．物質代謝による体熱の産生には，カテコールアミン，甲状腺ホルモン，副腎皮質ホルモンなどのホルモンが関与している．

寒冷環境では，ふるえ熱産生（shivering thermogenesis；ST）と非ふるえ熱産生（nonshivering thermogenesis；NST）が起こる．ふるえ熱産生は骨格筋の不随意的な律動的収縮に基づくものであり，外部への仕事を伴わない．一方，非ふるえ熱産生は肝臓などの内臓や褐色脂肪組織の代謝亢進によるものであり，ノルアドレナリンによって促進される．

食物摂取後数時間に代謝が亢進するが，その程度は食事組成により特異的に異なり，一過性であることから，ルブナーはこの現象を特異動的作用（specific dynamic action；SDA）と名付けた．最近は食事性熱産生[注]（diet-induced thermogenesis；DIT）という．

食事性熱産生（DIT）

食後は，DIT により体熱の産生が増加する．DIT は総エネルギー消費量の 10%と推定されている．DIT の発現機構は，食物摂取による消化管活動や肝臓での代謝亢進によるものである．

低温環境下では，たんぱく質，脂質，糖質のすべての代謝が亢進するので，十分な栄養の補給が必要である．特に，エネルギー代謝が亢進するので，ビタミン B_1，ビタミン B_2，ナイアシン，ビタミン C などの摂取が必要である．

2. 高圧・低圧環境

高圧・低圧環境における栄養を考えるためには，高圧・低圧環境における生理的特徴を理解する必要がある．水は圧力が変化しても体積が変化することはないが，空気は圧力が変化すると体積が変化する．人体では，体組織や体液は水と同じく圧力が変化しても体積が変化することはないが，体腔内にガスが存在すると，その部分は圧力が変化すると体積が変化する．すなわち，肺，気管，中耳，副鼻腔，消化管などは，外圧が上昇あるいは低下すると，その影響を強く受ける．

1）生理的特徴

高圧・低圧環境における気圧と吸気ガス分圧を**表 3-2** に示す．

水中では，大気圧に加えて水深 10 m ごとに 1 気圧に相当する水圧が加わる．人体内の組織や体液には周囲の水圧が均等にかかるので，体積は不変である．しかし，人体内の空気は圧力が加わると体積が減少する．潜水 20 m の場合には，約 3 気圧の圧力を全身に受ける．高圧環境における問題は，酸素分圧の上昇による酸素中毒や窒素中毒，減圧症（潜函病）である．

表 3-2 ● 高圧・低圧環境における気圧と吸気ガス分圧

高度（m） 深度（m）	気圧			吸気ガス分圧	
	気圧	mmHg	hPa	O_2(mmHg)	N_2(mmHg)
10,000	0.3	223	297	47	176
8,000	0.4	292	389	61	231
6,000	0.5	377	503	79	298
4,500	0.6	456	608	96	360
3,000	0.7	542	723	114	428
1,000	0.9	681	908	143	538
0	1	760	1,013	160	600
−10	2	1,520	2,027	320	1,200
−20	3	2,280	3,040	480	1,800
−30	4	3,040	4,053	640	2,400
−40	5	3,800	5,066	800	3,000

大気は，高度に依存して気圧，密度，温度，湿度が低下する．平地に住む人が低圧環境に曝露されるのは，高地登山や気圧調節のない航空機で高空を飛行する時である．低圧環境における問題は，酸素分圧の低下による酸素欠乏状態（低酸素症）である．

❶ヘモグロビンの酸素解離特性

酸素が肺から組織へ，二酸化炭素が組織から肺に運搬される時には，酸素と二酸化炭素は血液に溶解している．平地に住む人では，動脈血酸素分圧すなわち肺胞酸素分圧（P_{AO_2}）は約 100 mmHg，動脈血二酸化炭素分圧すなわち肺胞二酸化炭素分圧（P_{ACO_2}）は約 40 mmHg であるので，酸素は肺胞から静脈に，二酸化炭素は静脈から肺胞に拡散することにより移動する（**図 3-4**）．

ヘモグロビン（Hb）の酸素飽和度は，血液が接する部位の酸素分圧に左右され，酸素分圧が高いほど酸素飽和度は 100% に近づく．その関係を曲線で示したものがヘモグロビンの酸素解離曲線である（**図 3-5**）．

❷血液のガス交換

急性低圧環境における生理的高度区分と低酸素症状を**表 3-3** に示す．

高度 0 m（760 mmHg）では，大気の酸素分圧（P_{O_2}）が約 160 mmHg である．この時の P_{AO_2} は約 100 mmHg であるので，動脈血酸素飽和度は約 97% である．高度 3,000 m では，P_{O_2} が 114 mmHg に低下し，P_{AO_2} は約 60 mmHg に低下する．しかし，動脈血酸素飽和度は約 90% であり末梢への酸素供給に支障を生じないことがわかる．この高度 0 m〜3,000 m の範囲を不関域という．

高度 3,000 m〜4,500 m では，P_{O_2} の低下に伴い P_{AO_2} がさらに低下する．P_{AO_2} の低下は，動脈化学受容器（頸動脈体や大動脈体）を介して呼吸中枢を刺激し，肺換気量を増大させる．その結果，P_{ACO_2} が低下し，ヘモグロビ

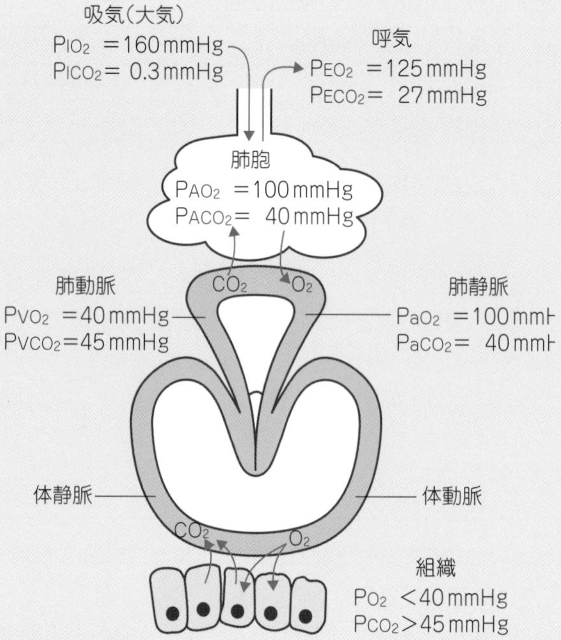

図 3-4 ● 平地での呼吸

吸気 O_2 分圧：P_{IO_2}，吸気 CO_2 分圧：P_{ICO_2}，呼気 O_2 分圧：P_{EO_2}，呼気 CO_2 分圧：P_{ECO_2}，肺胞 O_2 分圧：P_{AO_2}，肺胞 CO_2 分圧：P_{ACO_2}：動脈血 O_2 分圧：P_{aO_2}，動脈血 CO_2 分圧：P_{aCO_2}，静脈血 O_2 分圧：P_{VO_2}，静脈血 CO_2 分圧：P_{VCO_2}．

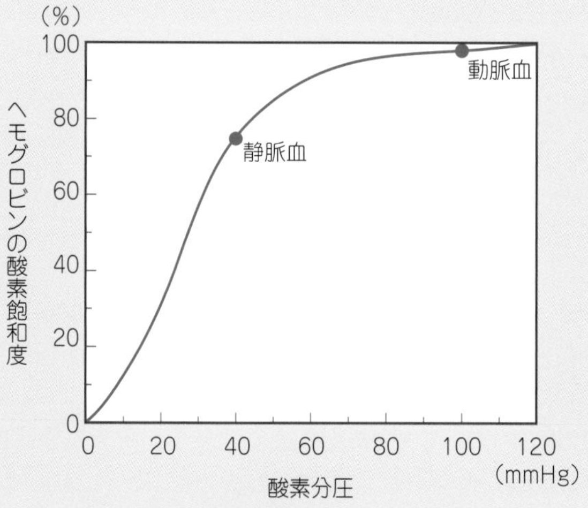

図 3-5 ● ヘモグロビンの酸素解離曲線

ン酸素飽和曲線が左に移動し，高度 4,500 m までは，動脈血酸素飽和度を約 80% に維持できる．また，低酸素状態では，心臓機能が亢進して安静時心拍出量が増加するので，末梢への血流が増加する．このように一連の代償作用が発現する高度 3,000 m～4,500 m の範囲を代償域という．

高度 4,500 m を超えると，6,000 m までに呼吸器と循環器による代償作用

表 3-3 ● 急性低圧環境における生理的高度区分と低酸素症状

生理的高度区分	高度 (m)	有効肺胞酸素分圧 (mmHg)	動脈血酸素飽和度 (%)	低酸素症状
不関域	0～3,000	109～60	97～90	ほとんど症状は現れない
代償域	3,000～4,500	60～45	90～80	呼吸器系・循環器系による代償作用により，酸素欠乏による障害は通常現れない
障害域	4,500～6,000	45～35	80～70	倦怠感，悪心，嘔吐，食欲不振，頭痛，呼吸困難などの急性高山病の症状が現れる
危険域	6,000～	35 以下	70 以下	意識喪失やショック症状を呈し，生命に危険が生じる

が破綻しはじめる．P_{AO_2} が 45 mmHg を下回り，動脈血酸素飽和度が 80% を下回り，末梢組織が酸素欠乏状態となる．その結果，倦怠感，悪心，嘔吐，食欲不振，頭痛，呼吸困難などの急性高山病の症状が現れる．この高度 4,500 m～6,000 m の範囲を障害域という．

高度 6,000 m 以上では，P_{AO_2} が 30 mmHg 以下となり，動脈血酸素飽和度が 70% を下回る．末梢組織への酸素補給が不足し，意識喪失やショック症状を呈し，生命に危険が生じる．この高度 6,000 m 以上を危険域という．

2）栄養管理

❶高圧環境と減圧症

現在のところ，高圧環境における栄養管理についての明確な基準はない．

高圧環境では，周囲の圧力に応じて吸気ガス圧を高める必要がある．圧縮空気のガス圧を高くすると，その酸素分圧や窒素分圧も上昇する．酸素分圧が 500 mmHg 以上になると慢性酸素中毒（疲労，胸痛，徐脈，肺・気管支炎症，うっ血，浮腫など），1,500 mmHg 以上になると急性酸素中毒（痙攣発作）を発症する．

したがって，環境圧潜水では，深度 20 m までは通常の空気でよいが，水深 20 m を超えると酸素濃度を 10% 以下にしなければならない．圧縮ガス圧と酸素濃度を深度に応じて供給できる自給携行型呼吸装置（self contained underwater breathing apparatus；SCUBA）を用いて潜水する．この時，窒素・酸素高圧混合ガスを用いると，窒素分圧の上昇によりアルコール酩酊に似た窒素麻酔（思考力低下，知覚異常，運動障害，ヒステリー様症状，うつ状態，意識喪失など）が生じる．このため，麻酔効果が低く，密度が空気の 1/7 であるヘリウムを用い，ヘリウム・酸素高圧混合ガスを利用することで酸素中毒と窒素麻酔の症状発現を抑制している．

ヘリウムガスの欠点は，ドナルドダック効果として知られる音声のゆがみ現象，熱伝導度が非常に高いので体表面や呼気ガスからの体熱の放散が大きいこと，および高圧神経症候群[注]を発症することである．また，ヘリウムガスにかわるガスとして，水素やネオンも実験室段階で検討されている．

深海の高圧環境から急速に浮上し，減圧すると，体内に溶存していたガスが組織や体液中で気泡化し，肺，心臓，脳血管においてガス栓塞が発生する

高圧神経症候群

よく解明されていない症候群である．深度 180 m 以上にヘリウム・酸素混合ガスを用いて潜水した時に発症することがある．症状は，悪心，嘔吐，微小振戦，協調運動障害，めまい，疲労，傾眠，ミオクローヌス様痙攣，胃痙攣，知的機能および精神運動機能の減退などである．診断は臨床的に行う．

減圧症（ケイソン病，潜函病）を発病する．

減圧症は，急性減圧症と慢性減圧症に分ける．さらに，急性減圧症は，その症状によりⅠ型とⅡ型に分類されている．Ⅰ型は，末梢に現れる症状である．四肢の関節痛，圧痛，しびれ感，皮膚の掻痒感，大理石紋様の発疹などである．Ⅱ型は，中枢神経または肺に現れる症状である．中枢神経症状は，心窩部痛，頭痛，めまい，下肢の痙攣性麻痺，全身の痙攣，失語症，難聴，視力障害などで，ほとんどの場合一過性で，発症しても迅速な治療を行えば，障害を残すことはない．肺に現れる症状は，呼吸困難，胸骨下痛，咳発作，虚脱ショック症状などである．慢性減圧症は，種々の運動麻痺をきたし，長期化することが多い．

❷低圧環境と高山病

高所順化

平地から呼吸器，循環器に代償作用が生じる高地に移動すると，新たな適応が成立し，酸素欠乏に対する耐性が向上する．これを高所順化という．高所順化は，持続的肺換気量の増大，肺胞から動脈血への酸素拡散の増加，循環赤血球数の増加，赤血球中の2,3-ジホスホグリセリン酸（2,3-DPG）の増加などにより達成されるとされている．

高所に順化していないヒトが，比較的短時間に3,500 m以上の高山に登ると，到着後6～12時間後に酸素欠乏により倦怠感，悪心，嘔吐，食欲不振，頭痛，呼吸困難などの症状を呈する場合がある．これらの症状は，致命的な状態になることは少なく，2～3日以内に徐々に消失する．高所到着後初期に現れる症候群を急性高山病といい，比較的軽症のものを山酔いという．

高所に暮らして高所に順化している人が，高所順化を喪失して重症の低酸素症を示し，頭痛，めまい，呼吸困難，睡眠障害，耳鳴り，疲労感，記憶障害，食欲不振，骨や筋肉の痛みなどの症状を呈する．これらの症状は，低地に移動するまでその症状が軽減されることはない．これを慢性高山病といい，1928年にモンジュがアンデス住民についてはじめて報告したことから，モンジュ病ともいう．

❸低圧環境と栄養

高地登山の栄養でもっとも重要なことは，脱水と食欲減退による摂取エネルギーの減少である．

高所登山では，激しい身体活動による発汗と換気量増大による呼気からの水分消失が多くなるので，1日に3～4Lの水分摂取が必要である．しかし，

COLUMN

飽和潜水

ある深度に一定以上の時間いた場合，ガスは，もうそれ以上人体には溶け込まない飽和状態となる．したがって，それ以上，どれだけ長い時間その深度にいようとも，浮上にかかる時間は一定となるので，長くいればいるほど潜水効率は向上する．これが飽和潜水の基本的な原理である．

飽和潜水に必要な施設・機材は，海上の基地船となる支援ブイ，水中移動カプセル（personnel transfer capsule：PTC），海底作業基地（ハビタート），海上の支援ブイと海底のハビタートを結ぶ総合ケーブル（UC）などである．海上の支援ブイには，減圧室（deck decompression chamber：DDC）やその他の装置・器材を装備する．海底のハビタートには，潜水士が長期間生活できる設備と食料などを装備する．潜水士は，支援ブイのDDCにて海底作業を行う水圧相当の圧力まで加圧し，同じ圧力に加圧したPTCによって海底のハビタートに運ぶ．

このような飽和潜水技術を用いることにより，深度100 m以上の海底に長期間滞在し海底作業を行うことが可能となった．最大では700 mの海底での作業も可能とされている．

低圧環境では，口渇感の麻痺により，登山者は脱水状態に陥りやすい．

円滑な登山活動を行うためには，1日約4,500 kcalのエネルギーを摂取しなければならない．しかし，高度3,000 m以上では食欲が減退する．高度5,500～6,000 mでは3,500 kcal/日以下，7,000～8,000 mでは2,500 kcal/日以下しか摂取できなくなる．

高地登山では，実際の摂取量は必要とする量を満たしていない場合が多い．不足したエネルギーは，体脂肪，体たんぱく質の分解により，体重が減少し，窒素出納は負となる．登山計画に合わせて，登山糧食として満たすべき条件は，①嗜好を満たすもの，②栄養の質的バランスが取れているもの，③高エネルギーのもの，④消化吸収のよいもの，⑤軽量で運搬に便利なもの，⑥保存性に優れているもの，⑦短時間で調理できるもの，などである．食欲増進を図るため，嗜好品を利用したり，ビタミン・ミネラルの補給に総合栄養剤を利用することも考える．

3. 無重力環境

私たちは，1G（gravity）の重力加速度下で生活している．地球上では，1Gの重力によって常に地球の中心に向かって引っ張られており，生体もそれに適応する形で進化してきた．しかし，地球周回軌道上では，飛行により生じる遠心力が重力と釣り合い，重力を感じない無重力状態となる．

長期間にわたって，国際宇宙ステーションなどの地球周回軌道上でヒトが無重力（微小重力）環境下に置かれると，生体にはさまざまな影響が見られるようになる．長期滞在する時の問題は，①体液バランスと循環器系，②骨格系，③筋肉系，④前庭神経系，⑤宇宙放射線被曝，⑥精神的ストレス，などである．

1）生理的特徴

無重力環境下での食事摂取基準は，現在までの無重力環境下での研究で得られた知見も盛り込まれている．また，無重力環境下での医学的，栄養学的研究は地上における応用，たとえば高齢者や寝たきりの患者への医療，骨粗鬆症治療などへの応用が期待される．

❶代謝変化

無重力環境下では血漿量が減少するので，細胞成分から見ると血液の濃縮が起こり，全身の循環血液量は減少する．しかし，腎血流量は利尿作用によってむしろ増加し，エリスロポ（イ）エチンの分泌が抑制される．その結果，赤血球の生成が抑制され，赤血球数の減少が見られる．また，脾臓を流れる血液量も増加し，赤血球の破壊が亢進する．これらが相まって赤血球数の減少を引き起こすと考えられている．3か月程度の宇宙飛行で，約15%の赤血球数の減少が見られるといわれている．

さらに循環器系への影響として，心機能の低下が見られる．重力の喪失および循環血流量の減少により心臓の負荷が軽減し，心臓の容積そのものが減少するといわれている．その結果，安静時心拍数は増大し，有酸素的運動能力は約 15％低下したとの報告もある．また，呼吸機能では肺活量の減少も見られる．

2）栄養管理

無重力環境下では，前述のような循環器系への影響のほかに，さまざまな生体変化が起きることが知られている．そのなかには一種の環境適応と考えられるものもある．地上に帰還した場合には健康障害となってしまうことが多い．また，宇宙での生活にも悪影響を及ぼすものもある．

COLUMN

体液の恒常性

地上では血液をはじめとする体液は重力の影響を受け，下半身へ引かれた状態である（a）．特に 1 日の 2／3 を占める立位，座位でその影響が大きい．そこで生体はさまざまな機構によって重力に逆らい，脳への血液供給を保つようになっている．一方，無重力（微小重力）環境では重力の影響がなくなるため，体液は頭部方向へ移動し，地上とは異なる分布状態となる（b）．これを体液移動という．この結果，頭部には浮腫が見られ，目を中心とした腫れ，頭部静脈の怒張，眉が上がるなどの症状が現れる．主観的には頭が重い，鼻が詰まる，顔が腫れぼったいといった症状が現れる．量的には 1 L を超える血液が頭部方向に移動するといわれている．

反対に下半身，特に下肢は細くなる．体液移動は宇宙飛行の初期に顕著に見られ，宇宙での滞在が長くなると軽減する．この体液移動の結果，生体は循環血液量が増大したと判断し，それに対応するためのさまざまな反応が引き起こされる．具体的には抗利尿ホルモンの分泌が抑制され，心房性ナトリウム利尿ペプチドの分泌が増大する．この結果，利尿作用が起こり，水分とそれに伴う電解質の損失をきたし，血漿量は宇宙飛行開始後 1 日で約 15％減少する（c）．このため，主として水分の損失による体重の減少も見られるが，その回復は容易である．宇宙から帰還すると，ふたたび重力加速が加わり体液は下方に引っ張られ，下半身に分布する．その結果，心臓から拍出する血液量が現象し，十分な血液を脳に送ることができず，失神やめまいを引き起こしてしまう（d）．

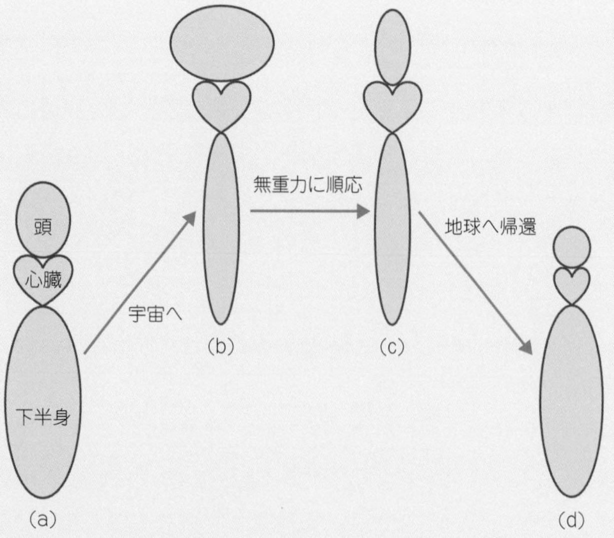

宇宙飛行による体液分布の変化

❶体液の管理

循環器（および体液など）に対しては前述のような影響が見られる．これらは無重力という環境に対する適応であるとも考えられる．しかし，地上へ帰還してふたたび１G環境下にさらされた際，移動していた体液が急激に下半身に移動する．また，体位に応じて身体各部の血液量を調節する起立調節機構が働きにくくなっているため，しばしば起立した際の血圧低下を起こし，はなはだしい時には失神をきたす場合もある（起立耐性の低下）．これをできるかぎり防ぐため，下半身をカプセルに入れて陰圧負荷をかけ，上半身の体液を下半身に移動させたり（下半身陰圧負荷），宇宙からの帰還直前に等張性の飲み物（塩の錠剤とジュースなど）を１L程度摂取するなどの対策がとられている．

❷骨塩量の保持

骨は，１Gの下で身体を支えるのに重要な働きをしている．しかし重力による刺激が除かれると急速に骨損失が起こり，骨中のカルシウムやリンは尿や便中に過剰排泄される．骨損失の量は個人差が大きいが10日間の宇宙滞在で約3.2%の骨成分の損失が起こるともいわれている．地上に帰還後の骨組織の回復も個人差が大きく，また骨の種類によっても差が見られる．

骨損失によって骨密度は低下し，骨折の危険性が増大する．また過剰なカルシウム排泄が長期間続くと，腎臓結石などの危険性も高まる．さらに宇宙船内の紫外線不足によるビタミンD合成の低下から副腎皮質ホルモンも低下し，カルシウム吸収の減少，排泄の増加に拍車をかけることになる．

この骨損失は骨形成の抑制，骨吸収の亢進によって起こると考えられる．骨に関するマーカーとして，骨特異型血清アルカリ性ホスファターゼの低下，尿中ハイドロキシプロリンの上昇などが見られる．

❸無重力と筋肉減少症

無重力下では筋肉にほとんど負担がかからないため，筋肉は，急速に廃用性萎縮を起こす．特に下肢の筋肉量と筋力の低下が著しい．下腿三頭筋などでは筋肉量が4～10%減少するといわれている．特徴としてⅡ型筋線維の減

COLUMN

宇宙酔い

無重力状態になって数分から数時間のうちに，宇宙酔いといわれる状態が60～70%の宇宙飛行士に出現する．症状として，空間認知・把握の錯覚，めまい，食欲不振，吐き気，思考力の低下，冷や汗，唾液分泌の増加などが見られ，地上での乗り物酔いと似ているが，嘔吐が吐き気を伴わず突然起こったり，嘔吐するとすぐに直るが数時間後にふたたび突然の嘔吐を催すなど，異なる点もある．また，地上で乗り物に酔いやすい人でも宇宙酔いにならなかったり，その逆のケースもある．これらの症状は2～4日でほぼ収まる．

原因としては，重力加速度によって体の位置や動きを検出している平衡感覚器である前庭や三半規管が，無重力環境下ではその情報が入ってこなくなり，視覚から得られる情報との間に混乱が生ずるためとする「感覚混乱説」が有力である．

少が大きい．そのため初期の宇宙飛行士のなかには地上に帰還後，立ち上がることのできない者も見られた．この影響を少しでも抑えるため，スペースシャトルなどでは最大筋力の30％程度で持続的に筋力トレーニングを行っている．これは筋萎縮のみならず，骨損失に対しても効果がある．

❹無重力と栄養

無重力の宇宙にいる間のエネルギー消費量は1日あたり約2,800 kcalで，地上での約3,000 kcalよりも低下する．しかし，血中と尿中のコルチゾールは上昇することが認められており，また交感神経の活動も活発になることから，安静時の代謝は宇宙にいる時のほうが高いと考えられる．

無重力環境下では口渇感が低下し，水分摂取量が少なくなる．一方，利尿作用によって水分の排泄は盛んになる．そのため体重減少が起きやすく，積極的な水分摂取が勧められている．

筋萎縮や窒素出納値が負の出納となることから良質のたんぱく質の摂取，骨からカルシウムやリンが失われる脱灰現象に対してカルシウムやリンなどのミネラルやビタミンの十分な摂取が推奨され，同時に運動負荷なども推奨されている．

体液移動により上部消化管の機能が低下し，また宇宙酔いの影響などもあって水分や食物の摂取量が低下する．また無重力環境下では腸内細菌叢に変化が起こるという報告もあり，異常発酵の原因となることも考えられる．これに伴うガスの発生は宇宙船という閉鎖環境では考慮されるべき問題である．その他，免疫能の低下や睡眠障害が起きる場合もあるが，無重力が原因であるかどうかは一概にはいえない．

4．災害時の栄養

災害には，地震や火山噴火，水害等の自然災害と，テロや事故等の人為災害がある．日本の災害対策基本法で災害とは，「暴風，竜巻，豪雨，豪雪，洪水，崖崩れ，土石流，高潮，地震，津波，噴火，地滑りその他の異常な自然現象又は大規模な火事若しくは爆発その他その及ぼす被害の程度においてこれらに類する政令で定める原因により生ずる被害」と定義されている．特に日本列島は，自然災害のリスクが世界でも高い．食料の入手が困難となるが，命を守るため，災害時には水と食事（まずはエネルギー，次にたんぱく質，水溶性ビタミン類）をしっかり摂取することが重要である．また，温かい食事は，食べやすく，食欲を増すので，栄養状態の改善が期待できる．① 被災者全体の食事の確保（集団対応）と同時に，② 災害時要配慮者への栄養ケア（個別対応）が不可欠である．

災害時要配慮者
- 乳幼児
- 妊婦・授乳婦
- 高齢者
- 傷病者
- 障がい者
- 外国人・旅行者
- 貧困者

など

1）生理的特徴

避難所や仮設住宅での生活は，精神的・身体的ストレスにより，抑うつ，不安状態，睡眠障害，アルコールやたばこの使用増加等が生じる．プライバシーを守るため自動車で生活し，深部静脈血栓症/肺塞栓症[注]（エコノミークラス症候群）を発症した例もある．電気，ガス，水道等のライフラインが使用できなくなるため，暗いなかでの冷たい食事，手が洗えない環境等で食欲の減退も多く見られる．断水等により被災地は衛生状態が悪く，避難所では同じ空間に多くの人が生活することで食中毒，ノロウイルス等の感染性胃腸炎，風邪やインフルエンザ等が起こりやすい．

水の摂取量は，災害時に減少することが懸念されており，原因として断水等による水供給量の制限，食事由来の水摂取量の減少，トイレ環境（汚い，屋外設置のため遠い）等がある．さらに高齢者では，口渇感の低下による水摂取量の減少や，失禁を回避するために自ら水を飲まない場合もある．水の不足は，脱水症，便秘，心臓血管疾患，深部静脈血栓症/肺塞栓症等のリスクとなる．

食事は，災害直後は「量」が不足し，その後も「質」の偏りが続く．災害時の支援物資は，おにぎり，パン，カップ麺等の炭水化物が多く，野菜，肉，魚，乳製品等の生鮮食品が少ないため，たんぱく質やビタミン，ミネラル，食物繊維の摂取が難しい．風邪，便秘，口のなかが荒れる（口内炎など）症状は多く見られる．災害時に緑黄色野菜が少ないことで生じる生理的変化として，ストレスや咳が報告されている．このように生活が急変し，精神的・身体的に不安定な避難者にとって，栄養をとることは大変であること，栄養不良が生じやすいことを理解する．

2）栄養管理

災害時の栄養管理は，発災後の時間経過（フェーズ）によって内容が異なる（**表 3-4**）．もっとも重要なことは，迅速なアセスメントを実施することである．特に初期は，食料の入手が困難なため，水や食料がどのくらい不足しているのかを調査する必要がある．避難所などの地域全体の栄養状態は行政の管理栄養士が，給食施設などは所属する管理栄養士が担う．被災者の状況，避難所・施設の状況等の情報を収集し，問題を見きわめ，できることを速やかに自身の安全を確保しつつ行う．そして，必要とされるモノ（食料）を確保し，必要なヒト（避難者）へ提供する．

基本は，① 水をとる，② 食事をしっかりとる（まずはエネルギー，次にたんぱく質，水溶性ビタミン類），③ 安全（衛生的）に摂取する，である．ポピュレーションアプローチとして集団の底上げをする栄養確保対策（集団対応）と同時に，ハイリスク・アプローチとして災害時要配慮者（災害弱者）への個別のケア（個別対応）も忘れてはならない．

❶水・エネルギーの確保

急性期は，工場や道路の損壊等で食品の供給・流通が途絶える．食料が届くまでの間は，まず生き抜くための最低限の水とエネルギーの確保を優先する（表 3-4）．この時期は，備蓄でまかなうしかない．農林水産省では，家庭において「最低でも 3 日分，できれば 1 週間分程度の食料備蓄」を推奨している．備蓄する品は，水，主食（米等），熱源（米を炊くためのカセット

深部静脈血栓症／肺塞栓症

通称エコノミークラス症候群ともいわれる．下肢に血栓ができ，むくみを生じ，血栓が遊離し肺動脈を閉塞し，呼吸困難やショック状態を引き起こす．飛行機で長時間旅行した後等や災害時の車中泊等でも見られる．

日本栄養士会災害支援チーム

東日本大震災での管理栄養士・栄養士の災害派遣を経て，迅速に被災地に派遣され栄養・食生活支援を行うために，日本栄養士会災害支援チーム（The Japan Dietetic Association-Disaster Assistance Team；JDA-DAT）が発足している．2015 年の関東・東北豪雨，2016 年の熊本地震，2018 年の平成 30 年 7 月豪雨（西日本豪雨）等においてもトレーニングを受けた JDA-DAT が出動した．被災地の栄養行政支援，野菜ジュース配布等の避難者全体の栄養改善を行うとともに，要配慮者を速やかに把握し，特殊栄養食品ステーションを設置して避難者の栄養ケアを行った．

表 3-4 ● 災害時の食事や栄養補給の活動の流れ

フェーズ		フェーズ0 震災発生から 24 時間以内	フェーズ1 72 時間以内	フェーズ2 4 日目～1 か月	フェーズ3 1 か月以降
栄養補給		水分補給 → 高エネルギー食品の提供 →	→ →	→ たんぱく質不足への対応 → ビタミン，ミネラル不足への対応 →	→ → →
被災者への対応		主食（パン類，おにぎり）を中心 ※代替食の検討 → ●乳幼児 ●高齢者（嚥下困難等） ●食事制限のある慢性疾患患者 糖尿病，腎臓病，心臓病 肝臓病，高血圧，アレルギー	炊き出し → → 巡回栄養相談 →	→ 弁当支給 → → → 栄養教育（食事づくりの指導等） 仮設住宅入居前・入居後 被災住宅入居者 →	→ → → → →
場所	炊き出し	避難所	避難所，給食施設	避難所，給食施設	避難所，給食施設
	栄養相談		避難所，被災住宅	避難所，被災住宅	避難所，被災住宅，仮設住宅

〔(独) 国立健康・栄養研究所，(公) 日本栄養士会：災害時の栄養・食生活支援マニュアル．2011 を一部改変〕

コンロ等）に加え，主菜（肉・魚の缶詰等），副菜（乾物，日持ちする野菜）を備えておく．食べたことのない食品は，いざという時に食べたくないため，普段から食べ慣れた食料を備蓄する．飲料水の備蓄の量は，1 人 1 日あたり 1L 必要である．さらに，調理等に使う水を含めると 1 人 1 日あたり 3L 程度となる．水・食料だけでなく，衛生用品や簡易トイレ，排泄用品等もセットで備蓄する必要がある．管理栄養士は平常時から防災対応に関わり，備蓄の場所，品目，量などを把握しておく．

❷エネルギー・栄養素不足の回避

災害発生から 4 日目～1 か月は，備蓄がなくなり食料がもっとも不足する．しかし，この時期は，水とエネルギーの確保に加え，たんぱく質・ビタミン・ミネラルの不足への対応が必要となる（表 3-4）．そのため避難生活が 1 か月以上つづくと，栄養素の不足による種々の健康への影響が心配される．1 か月以上偏った食事が続かないように配慮する必要がある．管理栄養士は，他の組織や業者と協定を結ぶ，離れた地域の機関と連携体制を構築するなど，平常時から食料入手の対策をしておく．

災害時には，情報が錯綜するなかで，避難所や施設の物資の過不足を報告し，それぞれに必要な物資を調達する能力が求められる．過剰に余っている食料がさらに届いたり，ガスが使えない施設にお湯が必要なカップ麺などが届く等の問題が生じないために，管理栄養士には情報管理も必要である．災害救助法の特別基準を適用して，被災地で弁当等の提供を行うことができることも知っておく．

表 3-5 ● 避難所における食事提供の“計画”・評価のために当面の目標とする栄養の参照量（東日本大震災，震災後 1～3 か月）

	（1 歳以上，1 人 1 日あたり）
エネルギー（kcal）	2,000
たんぱく質（g）	55
ビタミン B_1（mg）	1.1
ビタミン B_2（mg）	1.2
ビタミン C（mg）	100

※「日本人の食事摂取基準（2010 年版）」で示されているエネルギーおよび各栄養素の摂取基準値をもとに，平成 17 年国勢調査結果で得られた性・年齢階級別の人口構成を用いた加重平均である．なお，エネルギーは身体活動レベルⅠおよびⅡの中間値を用いた．

（厚生労働省：避難所における食事提供の計画・評価のために当面の目標とする栄養の参照量について．2011）

表 3-6 ● 避難所における食事提供の評価・計画のための栄養の参照量―エネルギーおよび主な栄養素について―（平成 30 年 7 月豪雨）

目　的	エネルギー・栄養素	1 歳以上，1 日 1 人あたり
エネルギー摂取の過不足の回避	エネルギー	1,800～2,200 kcal
栄養素の摂取不足の回避	たんぱく質	55 g 以上
	ビタミン B_1	0.9 mg 以上
	ビタミン B_2	1.0 mg 以上
	ビタミン C	80 mg 以上

※「日本人の食事摂取基準（2015 年版）」で示されているエネルギーおよび各栄養素の値をもとに，平成 27 年国勢調査結果（岡山県）で得られた性・年齢階級別の人口構成を用いて加重平均により算出．

（厚生労働省：避難所における食事提供に係る適切な栄養管理の実施について．2018）

このように食事が十分でない状況下で，エネルギー・栄養素摂取不足による栄養不良や体力低下を防ぐために，避難所における栄養の参照量を厚生労働省は公表している．**表 3-5** は，災害発生 1 か月～3 か月の当面の目標として，とってほしい栄養素の量を示している．避難所・施設の食事配給やお弁当提供等を“計画”する際の目安として使うために東日本大震災で発表されたものである．優先すべき栄養素としてエネルギー，たんぱく質に加え，体内貯蔵量が少なく，初期の段階で不足しやすいビタミン B_1，B_2，C を示している．ビタミン B 群は，炭水化物に偏った食生活では，代謝上補給が必要となる．食料備蓄を計画する計算根拠にも活用できる．また，“評価”することを主目的とした栄養の参照量も公表されている（**表 3-6**）．栄養素については，表 3-6 の値を下回る者の割合をできるだけ少なくすることが望まれる．表 3-6 は，平成 30 年 7 月豪雨で発出されたものであるが，東日本大震災，熊本地震でも同様に評価のための栄養の参照量が出されている．さらに，管理栄養士は，対象特性別にカルシウム，ビタミン A（成長期の幼児・小児），鉄（有経者，貧血者），ナトリウム（生活習慣病の一次予防が必要な者）の配慮も必要である（**表 3-7**）．

表 3-7 ● 避難所における食事提供の評価・計画のための栄養の参照量 ―対象特性に応じて配慮が必要な栄養素について―（平成 30 年 7 月豪雨）

目　的	栄養素	配慮事項
栄養素の摂取不足の回避	カルシウム	骨量がもっとも蓄積される思春期に十分な摂取量を確保する観点から，特に 6～14 歳においては，600 mg/日を目安とし，牛乳・乳製品，豆類，緑黄色野菜，小魚など多様な食品の摂取に留意すること
	ビタミン A	欠乏による成長阻害や骨および神経系の発達抑制を回避する観点から，成長期の子ども，特に 1～5 歳においては，300 μgRE/日を下回らないよう主菜や副菜（緑黄色野菜）の摂取に留意すること
	鉄	月経がある場合には，十分な摂取に留意するとともに，特に貧血の既往があるなど個別の配慮を要する場合は，医師・管理栄養士等による専門的評価を受けること
生活習慣病の予防	ナトリウム（食塩）	高血圧の予防の観点から，成人においては，目標量（食塩相当量として，男性 8.0 g 未満/日，女性 7.0 g 未満/日）を参考に，過剰摂取を避けること

（厚生労働省：避難所における食事提供に係る適切な栄養管理の実施について．2018）

災害時アレルギー対応

食物アレルギーのこどもへの対応

困ったことがあったら遠慮せず行政の方等に相談しましょう。

◇原因食物を食べないようにしましょう

1）アレルギー表示を確認しましょう

“鶏卵・乳・小麦・ピーナッツ、ソバ、エビ、カニ” は使用されていれば必ず原材料に表示されるので、確認しましょう。しかし、これ以外の食物は必ずしも表示されないので、注意しましょう。

2）炊き出しで確認しましょう

原因食物が調理に使用されていないか、確認しましょう。しかし、大量調理なので少量混入は避けられないものと考えましょう。

3）食べ物をもらっても、家族などに相談してから食べるように教えましょう

善意で食べ物をこどもに与える場合があります。必ず保護者が内容を確認してから食べることを、こどもに教えましょう。

4）食物アレルギーがあることを周囲に知らせましょう

胸に「○○アレルギーあり」と書いたシールを貼るなどして、周囲の人に食物アレルギーがあることを分かりやすく伝えて、誤食事故を防ぎましょう。また、行政の方にアレルギーがあることを伝えて、支援が受けられるように早めに相談しましょう。

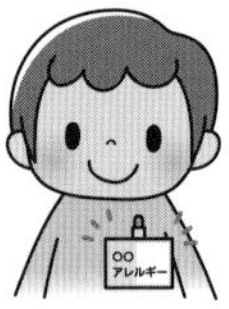

◇症状がでたら助けを求めましょう

以下の症状はすべて重い症状です。
一つでも現れたら、大きな声で助けを求め、早く医師に診せましょう。
本人のエピペン® があれば、速やかに打ちましょう。

全身の症状	唇や爪が青白い、脈を触れにくい・不規則、意識がもうろうとしている、ぐったりしている、尿や便をもらす
呼吸器の症状	のどや胸が締め付けられる、声がかすれる、犬が吠えるような咳、持続する強い咳込み、ゼーゼーする呼吸、息がしにくい
消化器の症状	繰り返し吐き続ける、持続する強いおなかの痛み

災害時のこどものアレルギーに関する相談窓口（無料）
▶メール相談：sup_jasp@jspaci.jp

日本小児アレルギー学会
ホームページ URL：http://www.jspaci.jp/

図 3-6 ● 災害時のこどものアレルギー疾患対応パンフレット

（日本小児アレルギー学会，2017）

災害派遣医療スタッフ向け
アレルギー児対応マニュアル

**食　物
アレルギー**

アナフィラキシーへの対応

1) アドレナリン(ボスミン、あるいはエピペン)を大腿部中央の前外側に
筋注ボスミン　0.01ml/kg　最大量：小児 0.3ml、成人 0.5ml
2) 仰臥位、下肢挙上
3) 突然の体位変換を避ける
4) 必要により酸素投与（10L/分）
5) アドレナリンの効果が乏しい場合には
① 5-15分間隔で同量のアドレナリン筋注を繰り返す
② 急速輸液（生食 or 乳酸リンゲル液を最初の10分間で10～20ml/kg)を併用

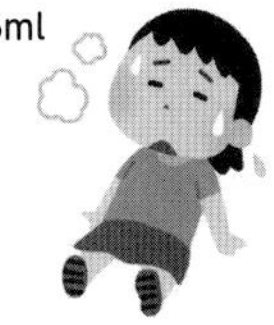

＊抗ヒスタミン薬やステロイド薬には速効性なし
＊β_2刺激薬吸入は喉頭浮腫(嗄声、犬吠様咳嗽)に効果なし

参考　エピペンを所持する患者がエピペンを使用するタイミング(下記の1つ以上の症状があれば)

消化器症状	・繰り返し吐き続ける	・持続する強い(がまんできない)おなかの痛み	
呼吸器症状	・のどや胸が締め付けられる ・持続する強い咳込み	・声がかすれる ・ゼーゼーする呼吸	・犬が吠えるような咳 ・息がしにくい
全身の症状	・唇や爪が青白い ・意識がもうろうとしている	・ 脈が触れにくい、不規則 ・ ぐったりしている	 ・尿や便を漏らす

日本小児アレルギー学会

災害時のアレルギー食対応

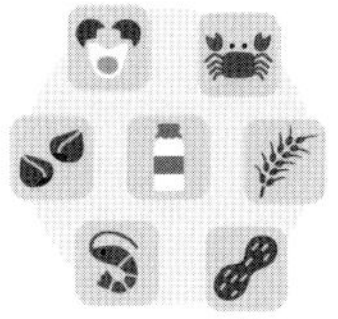

誤食を防ぐための指導

●非常食や炊き出しには、アレルギーの原因となる食物が混入している可能性があることを伝える。

●加工食品を食べる前には、原材料表示(鶏卵、牛乳、小麦、ソバ、ピーナツ、エビ、カニは、微量の含有でも必ず表示されている)を確認するよう伝える。

アレルギー対応食品の配布

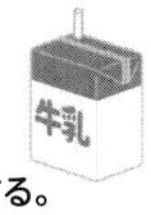

●アレルギー食材を配布する取り組みがある場合には、患者に紹介する。
●牛乳アレルギー患者用粉ミルクは、牛乳アレルギー児に優先して配布する。
●アルファ化米は、米アレルギーでなければ食物アレルギーの患児でも食べられる。ただし、五目ご飯等もあり、原材料表示には注意する。

日本小児アレルギー学会災害対応ワーキンググループ

図 3-7 ● 災害派遣医療スタッフ向けのアレルギー児対応マニュアル
（日本小児アレルギー学会，2015）

❸災害時要配慮者への栄養管理（個別対応）

災害時要配慮者とは災害時に被害を受けやすい人々をさす．東日本大震災では，3 割以上の避難所に，配給される普通の食事を食べることができない要配慮者がいた．特に，管理栄養士は乳幼児，妊婦・授乳婦，嚥下困難な高齢者，食物アレルギー患者，疾病による食事制限が必要な病者（腎臓病，糖尿病，高血圧症等）らが不適切な食事をとっていないか確認する（**図 3-6**，**図 3-7**）．その他の要配慮者として障がい者や外国人，旅行者，貧困者なども含まれ，栄養面での配慮が必要な場合がある．精神的状態にも配慮し，支

える気持ちで接する．配給される食品は，食べ慣れない冷たく硬い食品が多いうえに，特に高齢者は，若い世代に遠慮し自分の食事を控える，不安で食欲がない，義歯の不具合等も加わり摂取量が減少する．管理栄養士は温かい食事や汁物の提供への取り組みを早期に行う，味の変化をつける等で，食べやすさや食事の楽しみにつなげる努力をする．

災害時には血糖や血圧の悪化も見られる．弁当は揚げ物中心で，被災生活が長期化した場合の肥満も問題となる．さらに市販の弁当だけではビタミン類が十分でないため，炊き出し等との組み合わせも検討する．支援物資には食塩量が多い缶詰，レトルト食品，カップ麺が多く，下水道が壊れているため，カップ麺の汁を全部飲み干すように指示した避難所もあった．しかし，避難所での食事を自らコントロールができれば，症状の悪化を抑えることができる．いざという時に日常できないことは行えないので，管理栄養士は日常の栄養教育のなかで，災害時でも実行できるスキルを身につけさせることが重要である．また，支援物資に含まれる慢性疾患，食物アレルギー，嚥下（とろみ剤等）に対応する食品を種々の物資が搬入された倉庫から見つけ出すことも管理栄養士に期待される．特殊食品を備蓄している行政機関は少ないため，特殊な食品を必要とする災害時要配慮者に対し，自分自身が必要な食品を十分に備蓄する必要があることを教育する．農林水産省の「要配慮者のための災害時に備えた食品ストックガイド」では，要配慮者は少なくとも2週間分の備蓄を推奨している．

特殊栄養食品ステーション

避難所等で配布される食事が食べられない乳児や妊産・授乳婦等の要配慮者に必要な食事を届けるために，日本栄養士会は「特殊栄養食品ステーション」を大規模災害時に設置している．一般物資とは分離する形で，アレルギー対応食品，母乳代替食品，離乳食等をストックし，配布される食事が食べられないとの避難者のSOSを受け，管理栄養士が直接届け，継続的に栄養ケアを行う仕組みである．

これは，過去の災害において国や企業等から届いた支援物資が必要な避難者へ届かなかった教訓を踏まえ，平成27年9月関東・東北豪雨で初めて設置し，平成28年熊本地震，平成30年7月豪雨，平成30年北海道胆振東部地震においても，被災自治体と連携して設置するとともに，被害が大きい地域には「特殊栄養食品ステーション」の「サテライト」を設置している．

参考文献

Part1 ライフステージ栄養学

Chapter 1 妊娠期，授乳期，新生児・乳児期の生理的特徴と栄養管理

1）古谷　博編著：新病態栄養学双書 第11巻 母性．第一出版，1982.
2）福岡秀興：新しい成人病（生活習慣病）の発症概念—成人病胎児期発症説—．京都府立医科大学雑誌，118（8）：501-514，2009.
3）厚生労働省：平成17年乳幼児栄養調査．2005.
4）厚生労働省：授乳・離乳の支援ガイド．2007.
5）厚生労働省：「健やか親子21」推進検討会報告書．2006.
6）日本小児科学会新生児委員会：新生児・乳児ビタミンK欠乏性出血症に対するビタミンK製剤投与の改訂ガイドライン．2011.

Chapter 2 成長期（幼児期，学童期，思春期）の生理的特徴と栄養管理

1）厚生労働省：平成22年度乳幼児身体発育調査，2011.
2）文部科学省：令和元年度学校保健統計調査，2020.
3）厚生労働省：日本人の食事摂取基準（2020年版）．2019.
4）日本肥満学会編：小児の肥満症マニュアル．医歯薬出版，2004.
5）厚生労働科学研究（子ども家庭総合研究事業）思春期やせ症と思春期の不健康やせの実態把握および対策に関する研究班：思春期やせ症　小児診療に関わる人のためのガイドライン，文光堂，2008.
6）古賀良彦，高田明和編：脳と栄養ハンドブック．p 97，サイエンスフォーラム，2008.
7）灘本知憲，宮谷秀一：新食品・栄養科学シリーズ　応用栄養学．第2版，p 113，化学同人，2010.
8）Ogawa Y, Kikuchi T, Nagasaki K, et al: Usefulness of serum adiponectin level as a diagnostic marker of metabolic syndrome in obese Japanese children. Hypertens Res, 28（1）: 51-57, 2005.
9）財団法人 日本学校保健会：平成20年度児童生徒の健康状態サーベイランス事業報告書．2010.
10）大関武彦：小児肥満—その特質と新しい診断基準．別冊医学のあゆみ「糖尿病・代謝症候群」：388-390，2004.
11）大関武彦，ほか：小児のメタボリックシンドローム診断基準の各項目についての検討．厚生労働科学研究費補助金　循環器疾患等生活習慣病対策総合研究事業平成19年度報告書，p 5-7，2007.
12）UNICEF, Child Poverty in Perspective : An Overview of Child Well-being in Rich Countries. Innocenti Report Card 7, 2007.

Chapter 3 成人期，更年期の生理的特徴と栄養管理

1）鈴木和春，重田公子，近藤雅雄編：コンパクト応用栄養学．朝倉書店，2011.
2）大塚柳太郎，河辺俊雄，高坂宏一，ほか：人類生態学．p 75-76，東京大学出版会，2003.
3）細谷憲政監修，杉山みち子著：更年期の保健学．第一出版，1995.
4）日本産科婦人科学会編：産科婦人科用語集・用語解説集．改訂第2版，p 161／p 281，金原出版，2008.

5）田中平三：日本人の食事摂取基準― 2010 年版 完全ガイド．p 14-44，医歯薬出版，2009.
6）厚生労働省：日本人の食事摂取基準（2020 年版）．2019.
7）河盛隆造監修：糖尿病の人の食事．成美堂出版，2004.
8）河盛隆造監修，竹内冨貴子著：糖尿病の食事．NHK 出版，2004.
9）渡邊　昌：栄養学原論．南江堂，2009.
10）青野敏博編：やさしい更年期障害の自己管理．医薬ジャーナル社，2000.
11）水沼英樹：更年期障害．保健同人社，1997.
12）医療情報科学研究所編：病気がみえる vol.7 脳・神経 第 1 版，メディックメディア，2015.

Chapter 4 高齢期の生理的特徴と栄養管理

1）日本老年医学会編：老年医学テキスト 改訂第 3 版．メジカルビュー社，2011.
2）大内尉義，秋山弘子編集代表：新老年学 第 3 版．東京大学出版会，2010.
3）葛谷雅文：臨床栄養臨時増刊号 高齢者の栄養管理パーフェクトガイド．医歯薬出版，2019.
4）荒井秀典編集主幹：フレイル診療ガイド 2018 年版．ライフサイエンス，2018.
5）原田　敦：ロコモーティブシンドロームとサルコペニア．日本老年医学会雑誌，2011.
6）遠藤英俊：高齢者認知症をめぐる新たな展開と諸問題．ケアと介護．日本老年医学会雑誌，2011.
7）吉田貞夫：臨床栄養別冊 JCN セレクト 10 高齢者栄養ケア UPDATE．医歯薬出版，2015.
8）葛谷雅文：食べない老人への対応．日本老年医学会雑誌， 2009.

Part2 運動・特殊環境と栄養

Chapter 1 運動時の生理的特徴と栄養管理

1）五明紀春，渡邉早苗，山田哲雄，吉野陽子編：スタンダード人間栄養学　応用栄養学．朝倉書店，2010.
2）下村吉治：スポーツと健康の栄養学 第 3 版，ナップ，2010.
3）高橋徹三，山田哲雄：運動生理学 改訂第 2 版，p 18，建帛社，2005.
4）Fox EL : Sports Physiology. Saunders, 1979.
5）池上晴夫：運動生理学．p 46，朝倉書店，1998.
6）石井喜八，宮下充正編：運動生理学概論．p 17，大修館書店，1978.
7）トレーニング科学研究会編：トレーニング科学ハンドブック　新装版，p 22，朝倉書店，2007.
8）厚生労働省：健康づくりのための身体活動基準 2013，身体活動指針（アクティブガイド）．2013.
9）山田哲雄：生活習慣病予防のための運動指導の手順と実際の現場での進め方 総論．日本栄養士会雑誌，52，400-409，2009.
10）井川幸雄：運動負荷と病態情報変動要因の解析．臨床病理，38：214-232，1979.
11）佐藤祐造：糖尿病と運動．体力科学，42：101-110，1993.
12）伊藤　朗，ほか：運動処方研究，173，1982.
13）池上晴夫：現代の体育・スポーツ科学 スポーツ医学 I ―病気と運動―．p 140，朝倉書店，1994.
14）厚生労働省：平成 21 年国民健康・栄養調査．2010.
15）Levenhagen DK, Gresham JD, Carlson MG, et al. Postexercise nutrient intake timing in humans is critical to recovery of leg glucose and protein homeostasis. Am J Physiol Endocrinol Metab, 280 (6) : E982-993, 2001.
16）堀田　昇：体力科学，45：461-464，1996.

Chapter 2 ストレス条件下における生理的特徴と栄養管理

1）田中敬子，爲房恭子編：テキスト食物と栄養科学シリーズ　応用栄養学．朝倉書店，2009.
2）切池信夫編：新しい診断と治療の ABC 47／精神 4　摂食障害．最新医学社，2007.

Chapter 3 特殊環境下における生理的特徴と栄養管理

1）マックス・クライバー著（亀高正夫，堀口雅昭訳）：生命の火．養賢堂，1987.（原著：Kleiber M: The fire of life. Krieger, 1975.）
2）中山昭雄，入来正躬編：新生理学大系 22 巻　エネルギー代謝・体温調節の生理学．医学書院，1987.
3）岩瀬善彦，森本武利編：やさしい生理学 改訂第 3 版，南江堂，1995.
4）Swiss Re : Mind the risk : A global ranking of cities under threat from natural disasters. 2013.
5）Tsuboyama-Kasaoka N, Hoshi Y, Onodera K, et al : What factors were important for dietary improvement in emergency shelters after the Great East Japan Earthquake? Asia Pacific J Clinical Nutr, 23（1）: 159-66, 2014.
6）奥田豊子，平井和子，増田俊哉，ほか：阪神・淡路大震災避難所における健康調査．日本生理人類学会誌，1（2）：37-43，1996.
7）農林水産省：緊急時に備えた家庭用食料品備蓄ガイド．2014.
8）厚生労働省：避難所における食事提供の計画・評価のために当面の目標とする栄養の参照量について（事務連絡 平成 23 年 4 月 21 日）.
9）厚生労働省：避難所における食事提供に係る適切な栄養管理の実施について（事務連絡 平成 28 年 6 月 6 日）.
10）切塚敬治，西崎　浩，郡山健治，ほか：阪神大震災時における糖尿病患者の血糖コントロール悪化について．糖尿病，39（8）：655-658，1996.
11）山田佳奈実，須藤紀子，笠岡（坪山）宜代，ほか：災害時の栄養・食生活支援に対する自治体の準備状況等に関する全国調査—地域防災計画と備蓄について—．日本栄養士会雑誌，58（7）：517-526，2015.

索引

き

く

け

こ

さ

し

H

I

L

M

N

P

R

S

T

V

【編者略歴】

南《みなみ》　久《ひさ》　則《のり》

1978 年　徳島大学医学部栄養学科卒業
1980 年　徳島大学大学院栄養学研究科修士課程修了
1980 年　徳島大学医学部栄養学科助手
1989 年　米国ピッツバーグ大学医学部臨床栄養部門客員研究員
1993 年　徳島大学医学部栄養学科講師
1994 年　大阪府立看護大学医療技術短期大学部助教授
2000 年　熊本県立大学環境共生学部助教授
2005 年　熊本県立大学環境共生学部教授

木《き》　戸《ど》　康《やす》　博《ひろ》

1979 年　徳島大学医学部栄養学科卒業
1981 年　徳島大学大学院栄養学研究科修了
1981 年　大塚製薬株式会社徳島研究所研究員
1987 年　徳島大学医学部助手
1997 年　京都府立大学人間環境学部助教授
2007 年　京都府立大学人間環境学部教授
2008 年　京都府立大学大学院生命環境科学研究科教授
2017 年　金沢学院大学人間健康学部教授
2020 年　甲南女子大学医療栄養学部教授

管理栄養士養成のための栄養学教育モデル・コア・カリキュラム準拠
第 6 巻　応用栄養学　ライフステージと多様な環境に対応した栄養学
ISBN978-4-263-72033-2

2021 年 3 月 25 日　第 1 版第 1 刷発行
2023 年 2 月 10 日　第 1 版第 2 刷発行

監　修　特定非営利活動法人
　　　　日本栄養改善学会
編　者　南　　久　則
　　　　木　戸　康　博
発行者　白　石　泰　夫

発行所　医歯薬出版株式会社

〒113-8612　東京都文京区本駒込 1-7-10
TEL.（03）5395—7626（編集）・7616（販売）
FAX.（03）5395—7624（編集）・8563（販売）
https://www.ishiyaku.co.jp/
郵便振替番号 00190-5-13816

乱丁，落丁の際はお取り替えいたします　　印刷・あづま堂印刷／製本・明光社
© Ishiyaku Publishers, Inc., 2021. Printed in Japan

本書の複製権・翻訳権・翻案権・上映権・譲渡権・貸与権・公衆送信権（送信可能化権を含む）・口述権は，医歯薬出版(株)が保有します．
本書を無断で複製する行為（コピー，スキャン，デジタルデータ化など）は，「私的使用のための複製」などの著作権法上の限られた例外を除き禁じられています．また私的使用に該当する場合であっても，請負業者等の第三者に依頼し上記の行為を行うことは違法となります．
JCOPY ＜出版者著作権管理機構 委託出版物＞
本書をコピーやスキャン等により複製される場合は，そのつど事前に出版者著作権管理機構（電話 03-5244-5088，FAX 03-5244-5089，e-mail : info@jcopy.or.jp）の許諾を得てください．

日本栄養改善学会監修のテキスト

管理栄養士養成のための栄養学教育モデル・コア・カリキュラム準拠教科書シリーズ

好評シリーズ！

- 系統立った学修の流れと科目間のつながりを意識した構成.
- 管理栄養士国家試験出題基準にも対応.

講義編＆実習書［全12巻］

第1巻	管理栄養士論	専門職として求められる10の基本的な資質・能力	B5判　200頁 定価2,970円（本体2,700円+税10%）
第2巻	栄養学の基本	人体の理解と栄養学の基礎	B5判　384頁 定価4,400円（本体4,000円+税10%）
第3巻	食事・食べ物の基本	健康を支える食事の実践	B5判　208頁 定価3,520円（本体3,200円+税10%）
第4巻	栄養管理の基本	栄養ケア・マネジメントと食事摂取基準の理解	B5判　184頁 定価2,640円（本体2,400円+税10%）
第5巻	人間の行動変容に関する基本	効果的な栄養教育のための理論とモデル	B5判　122頁 定価 2,200円（本体 2,000円+税10%）
第6巻	応用栄養学	ライフステージと多様な環境に対応した栄養学	B5判　184頁 定価2,860円（本体2,600円+税10%）
第7巻	臨床栄養学	Nutrition Care Processに沿った傷病者の栄養管理	B5判　400頁 定価 4,400円（本体 4,000円+税10%）
第8巻	臨床栄養学実習	傷病者のNutrition Care Process演習	A4判　184頁 定価3,300円（本体3,000円+税10%）
第9巻	栄養教育論	多様な場での展開と実践	B5判　196頁 定価 2,970円（本体 2,700円+税10%）
第10巻	公衆栄養学［年度版］	公衆栄養活動の実践のための理論と展開	B5判　256頁予定 毎年1月発行予定
第11巻	給食経営管理論	給食と給食経営管理における関連項目の総合的理解	B5判　236頁 定価3,300円（本体3,000円+税10%）
第12巻	給食経営管理論実習	給食の運営の実際と給食経営管理の総合的理解	A4判　120頁 定価2,860円（本体2,600円+税10%）

医歯薬出版株式会社　〒113-8612　東京都文京区本駒込1-7-10
Tel. 03-5395-7616／FAX. 03-5395-7611 https://www.ishiyaku.co.jp/